ストレスの脳科学

予防のヒントが見えてくる

久留米大学名誉教授
田中正敏

講談社

はじめに

日本のストレス科学にとって、二〇一五年は画期的な年になりました。

それは、その年の一二月から、国の新しいメンタルヘルス対策、「改正労働安全衛生法に基づくストレスチェック制度」が施行されたからです。この法律の施行により常時五〇人以上の労働者を雇用する全事業場において、ストレスチェックを実施することが義務づけられたのです。そのためストレスで悩んでいる人たちの問題が公的にとりあげられ、その支援のための諸策を検討していく端緒が開かれました。ストレスの問題は広く認知されるようになったといえるでしょう。

確かに職場におけるストレスが、このような形で問題にされるようになったのは画期的なことでした。

しかし、いうまでもなくストレスの問題がこれですべて解決したわけではありません。私たちを取りまくストレスは、職場の問題だけではないからです。人生にストレスはつきものですし、職場という社会のストレス発生源は確かに大きな問題ではありますが、家庭生活にも学校生活にも、年をとった人たちにも、主婦の人たちにもストレスの問題は充満しているのです。

個人の発達史をみても、幼小児期、思春期、青年期、中年期、高年期、老年期とそれぞれの時期において共通するストレスがある一方、その年齢層に固有のストレスがあり、また文明の発達やグローバル化に伴うきわめて現代的なストレスもあります。

このように考えれば、ある意味ではストレスほど個々人が取り組まねばならない課題は少ないかもしれません。本書でとりあげたストレスに関する問題は、むしろこのような非常に個人レベルに帰せられるような問題といえます。個人を取りまくストレスといってよいようなストレスについて、その際に脳がどう変化するかをとらえたところに本書の特色のひとつがあります。

もうひとつの本書の特色は、そこで述べられている事実はすべて筆者自身及びその共同研究者たちが四〇年近くにわたっておこなってきた、ラットを対象にした動物実験の結果であるということです。

本書で述べられているのは、一定のストレス条件のときにラットの脳がどう変化するかということですが、動物実験の結果を過度に擬人化してはいけないともいわれています。しかし、本書の動物実験の結果は私たちの生活にとって非常に示唆的です。これらの結果を毎日のストレス多き生活を見直すうえでのヒントにしていくのは有意義なことと思われるのです。

本書が皆様の生活へのヒントになることを祈ってやみません。

二〇一七年九月

田中正敏

目次

はじめに　1
プロローグ　ストレス研究の潮流　10

第1章　ストレスをどう測るか　17
1　ヒトのストレス　17
ストレスとはなにか？／ヒトのストレスは「受け止め方次第」／ホームズとレイの社会再適応評価尺度／もっともひどいストレスは配偶者の死？／クリスマスもストレス？／合計一〇〇点以上は要注意
2　動物のストレス　24
動物のストレスも本質は同じ
3　ストレスを測る　25
ストレス状況下で起こる変化／脳の変化をとらえる

第2章　ストレス研究の歴史　29
1　ストレスにさらされたときの生体の変化　29
セリエの全身適応症候群

2　外部環境に対して生体を内部環境ととらえる　32
ベルナールの内部環境と外部環境／キャノンのホメオスタシス
3　生き延びるための生体の一連の反応　35
キャノンの緊急反応

第3章　脳の作りと働き　40
1　脳の作り　40
大まかな五つの部位／脳幹・脊髄系の働き――生命維持／大脳辺縁系の働き――本能と情動／大脳皮質の働き――人間を人間らしく／大脳基底核と小脳――運動の調節
2　信号を伝える神経細胞　50
脳の基本構造――ニューロン／信号を伝える「伝導」と「伝達」／シナプスでの伝達のメカニズム
3　脳の変化をとらえる二つの方法　56
①神経伝達物質と代謝産物を同時測定
②経時的変化をとらえる脳内マイクロダイアリシス法

第4章　ストレス状況で脳や体はどう反応するか　64
1　ストレス状況を設定する　64

さまざまなストレス負荷法

2 体に起きる変化 66

古くから知られるストレスの指標

3 脳に起きる変化 68

拘束ストレスによる脳のノルアドレナリン放出の変化／強いストレスには脳のあらゆる部分で対抗する／電撃ストレスによる脳のノルアドレナリン放出の変化／そのとき副腎皮質ホルモンは？

4 脳のノルアドレナリン放出の変化を直接証明 74

拘束は予想以上に強ストレスだった／解放されてもストレス反応はすぐに止まらない

第5章 心理的ストレス 80

1 心理的ストレスによる脳の変化 80

物理的要因を排除したコミュニケーション箱／心理的ストレスのほうが軽微？／軽微な心理的ストレスも繰り返すと増強される

2 恐怖条件づけという心理的ストレス 85

出来事と不快な感情をセットで記憶／世界初――脳からのノルアドレナリン放出を証明／過去の嫌な経験を思い出してもストレス反応が起こる

第6章　活動性ストレスは過労死モデルか？　93

1　活動性ストレスとは？　93

回転籠つきケージでエサが制限されると？／異常行動と突出したノルアドレナリン放出／自分で止めることができないブレーキの壊れた車

2　活動性ストレスとヒトの過労死　103

活動性ストレスは生命の破綻寸前状態／どうしたら予防できるのか？／回復には給餌制限の中止が効果的／過労死の回避——生存のためにもっとも大切なこと

第7章　仕事とストレス　112

1　役割の違いとストレス反応　112

上司と部下のストレスの差はコントロール手段の有無／上司と部下の関係を再現するトリアディック・デザイン／コントロールできる上司・できない部下／胃潰瘍は上司に少なく、部下に多い

2　仕事のすすめ方と脳の反応　117

コントロールできればノルアドレナリン放出は少ない／脳の時間経過をみてわかった新事実／上司も学習するまでは強ストレスだった／コントロール手段が複雑になったら——上級管理職のケース

第8章　加齢とストレス　124

1　高齢ラットと若いラットのストレス反応　124

高齢になっても脳は若年レベルの反応をする?／ストレス反応の年齢差は回復力にあらわれる／高齢になるとストレスが去っても脳は切り替わらない

2　高齢ラットと若いラットの反復ストレスへの反応　130

高齢ラットは体重減少が大きく回復が遅い／高齢ラットは反復ストレスに弱い／連続するストレスに副腎もギブアップ／脳のノルアドレナリン放出も亢進し続ける／脳の調節機構は破綻状態に／高齢になると連続するストレスは病のもとに

第9章　ストレス反応のドミノ倒し　142

1　短時間の負荷でもストレス反応は起こるのか　142

壮大なドミノ倒しも始まりは一枚から／一〇分と七〇分の拘束ストレスでも脳の反応は同じ／たった一分のストレスでも十分な負荷に／ヒヤリとした瞬間にも脳のストレス反応は起きている

2　ストレス反応のひきがね機構　149

一連のストレス反応のひきがねを引くものは?／最初のドミノを倒すのはCRHか?／検証——CRHの働きを止めてみる／ひきがね機構と脳の三つの系の連係

第10章　昼のストレスと夜のストレス　157
1　昼と夜のストレス反応の違い　157
睡眠と覚醒のリズム／一日の中の活動期と非活動期／体も脳も活動期のストレス反応のほうが大きい／昼夜逆転させて検討した結果は？
2　ストレスからの回復が夜と昼とで違うか　163
脳の回復は非活動期のほうが遅い／活動期のストレスは反応が大きいが回復も早い
第11章　ストレスと発散　166
1　発散はストレス解消に有効か？　166
ラットにストレスを発散させる方法／発散できると体も脳も急速に元の値に戻る／ストレス時から解放後までの脳の変化
2　なぜ発散すると体や脳が変化するのか　173
不安や恐怖の脳内メカニズム／発散できないと脳内を信号が駆け巡ったままに／ストレスの発散の大切さ
第12章　ストレス反応を和らげるもの　180
1　ストレスの予測性　180
予測できる・できない――どちらのストレスがこたえる？

2　アルコールでストレスは解消できるか　183
安静時のアルコールへの反応／アルコールは脳の不安や恐怖の部位を抑制する／心理的ストレスとアルコール／アルコールと抗不安薬では抗不安作用が異なる
3　ストレス反応を抑えるもの　190
薬は効果的か？／抗不安薬はストレス反応を抑えるか
第13章　ストレス・マネジメント　196
1　ストレス対策は基本に勝るものなし　196
まずはストレスがあることに気づく／自分は大丈夫だと思わない
2　ストレスのサイン　201
睡眠要求が高まる／食欲低下や過食
3　脳から変えるストレス対策　203
不快から快へストレスを変換する／見方を変えてストレスをかわす／ストレスの強度に合わせて対処／くよくよする脳には別の刺激を／避けて通れないストレスにも対処法は必ずある
4　体と心をリラックスさせる方法　212
肩に力を入れて一気に抜く／気持ちを落ち着かせる自律訓練法
エピローグ　ストレス社会の中で生きるかまえ　217
謝辞　219　参考文献　220　さくいん　223

プロローグ　ストレス研究の潮流

三〇年前の国際会議

一九八四年六月、私はモスクワの国際学会場にいました。そこでは、ロシアの高名な生理学者だったP・K・アノーキンを記念した国際会議が開催されていました。まだソ連と呼ばれていたころで、私の発表は「ラットの情動ストレスにおける脳内ノルアドレナリン神経系とペプチドの関与」というものでした。

発表する時間の少し前になって、会場に行ってみて驚いたのは、会場があふれんばかりの聴衆でいっぱいだったことです。それも通路まで聴衆があふれていて、発表者である私が発表する席まで進めないのです。なんとか人々の間を抜けながら、やっと演壇に到達することができました。

発表の途中ではプロジェクターのトラブルのためスライドの上映がストップしてしまいました。私が発表の中で、「このような変化が不安の発現などと関係している」などと言ったので、司会をしている座長からは「スライドがトラブルを起こしているけれど、あなたのほうが不安にならないように」と笑いながら慰められました。

スライドのトラブルは電球が切れたせいということで、やがて回復し無事に発表を終えることができました。

国際学会でプロジェクターの電球が切れるというトラブルにも驚きましたが、もっと驚いたのはその後でした。いっせいにたくさんの手が挙げられ、ものすごい数の質問が私を待っていました。聴衆の数といい、質問の数といい、ストレスという問題への関心の深さを痛感する出来事でした。今から三〇年以上前でもストレスの問題はきわめて国際的な関心のある課題だったのです。

日本ストレス学会の創設

最初に私がストレスの本である『ストレス　そのとき脳は？』（講談社）を上梓《じょうし》したのは一九八七年で、ほぼ三〇年前のことでした。当時はストレスという問題について脳という面からアプローチした本は少なかったので、よい評価をいただきました。

その当時から日本でもストレスに対する関心は非常に高く、ストレス科学を研究し発表していくために日本ストレス学会が創設されました。その日本ストレス学会も、二〇一四年に三〇周年を迎え、それを記念したシンポジウムが開催されました。そのときには私も動物実験の流れについて発表しました。

ストレスの問題は、私たちがおこなってきた基礎医学的研究のほかに、心理学、社会学、産業医学など多くの分野にまたがったテーマ、いわゆる学際的なテーマであり、そのため日本ストレス学会のメンバーも多彩な顔ぶれとなっています。

三〇年前でもストレスは大いに問題で、新しい技術に適応していくためのストレスが、「テクノストレス」といった言葉で呼ばれたりしていました。

その当時から、技術革新、景気の問題、過疎化、逆に過密化、コミュニティー解体化、労働の合理化、失業や転職や職業病、競争の激化、物価上昇、家計の貧困化、大気汚染、環境破壊、食品汚染、通勤ラッシュ、道路渋滞、自然災害、家族の解体化、家族の孤立化、犯罪・非行、進学競争などの問題が、私たちの生活を脅《おびや》かすストレスとしてあげられていました。それから三〇年。しかし、問題の本質はほとんど変わっていないように思えます。

むしろ、問題がグローバル化して次第に解決がしにくくなってきているだけでなく、情報が得られるスピードも格段と早くなり、さらにＩＴ化がすっかり浸透してしまい、世代間の格差は大きくなっています。国際紛争もあいかわらずです。それどころか、東北地方を襲った大津波やそれによってもたらされた原子力発電所の破壊など、三〇年前には想像もできなかった、まさに未曾有ともいえる新たなストレスにさらされています。

複雑化するストレス

このように、現在私たちが住んでいる社会がかかえているストレスは、ますますその種類を増やしているだけでなく、その程度を強め、問題を複雑化して解決が困難な様相も呈してきています。

三〇年経っても私たちはまさにストレス社会のど真ん中にいるのです。

その中でも二〇一五年は特記すべき年となりました。それは二〇一五年の一二月から労働者が五

○人以上の事業場では、職場でストレスチェックがおこなわれるようになったことです。ストレス障害で悩んでいる人々は多く、そのために企業が受ける損失も膨大なものになるということは以前から、とくにアメリカなどを中心にいわれていました。日本でもストレスによる損失が大きいことが次第に理解されるとともに、産業ストレスについておこなってきた研究などが認められ、そうした損失を未然に防ぐだけでなく、人々が真に健康で幸福な生活が送れるように、このような対策がとられるようになってきたといえます。

その背景には、多くのストレス科学についての知見の積み重ねがあります。

いまやストレスという言葉はほとんどの人が知っている時代となり、日常会話でもごく当たり前に使われています。しかし、その実体について知っている人は意外に少ないのです。

現代のストレスに対処するには

このような時代にうまくストレスに対処していくには、やはりストレスについての理解を深める必要があると思います。

その際に大切なのは、ストレスを測る指標があるということです。それがないと、そのストレスがひどいストレスかどうかとか、いつまで続いているのかといったことがわかりません。

この本では私たちがおこなってきた動物実験の結果について述べています。なぜ動物実験なのかという疑問があるかもしれません。ストレスについて対策を考えていくときに、ストレスにさらされると私たちの脳がどう変化しているかを知ることはとても大切なことです。ストレスにさらされると、さまざまな身体的な、あるいは心理的な変化が生じます。その際にこれらの変化をすべてコントロールしているのが脳です。その意味ではストレス時の脳の変化を動物実験で知ることは、ストレスについて知るうえでも、さらにストレスに対する対策を考えるうえでも究極的に重要なことになってきます。

医学は大きく進歩しており、ヒトの脳について知る方法も飛躍的に発展しています。脳の働きを知る方法としてきわめて有効な手段がほとんど脳波に依存していた時代はすでに過去のものとなり、CTスキャン（コンピューター断層撮影）、MRI（核磁気共鳴断層撮影）、PET（陽電子放出断層撮影）などなど画像診断法の発展は著しいものがあります。

しかし、脳の中の物質の変化について詳しく知っていくのにはまだ限界があります。なによりもヒトを対象とする研究方法には倫理面からも当然大きな限界があります。

そこに動物実験の意味があります。動物実験ではストレスのいろいろな状況を設定することが可能ですし、神経伝達物質の変化などについてヒトとくらべるとはるかに詳細に検討することができます。実験の状況をうまく設定することで、得られる成績も非常に有用なものになります。

もちろん動物実験についてもなにをしてもよいというものではなく、守られるべき倫理指針があります。最近では、動物実験の倫理に反するような動物実験は、実験開始前に審査を受ける動物実験の倫理委員会で許可されませんし、論文にする場合もこのような動物倫理審査委員会をパスしている論文しか受けつけてもらえません。ストレス実験は動物倫理という面から厳しく審査されており、動物への配慮を十分にしながら貴重な結果を得ています。

本書では、ヒトでは見いだし得なかったにもかかわらず、動物実験ではじめてとらえることができた事実も述べられています。

ストレス状況での脳の変化がわかる時代に

このようにストレスのときの生体情報をできるだけ得ること、つまりストレスを測るということは、その後のストレス対策を考えたり予防したりしていくうえで非常に大切なことと考えます。

ヒトの場合は、言葉が使えない動物にくらべると、言葉を使用するいろいろなストレス尺度がストレスを測る方法として有効です。それにくらべると、血液を採取しなければならない方法などはヒトに与える侵襲《しんしゅう》という意味からは問題もあります。最近は、できるだけ被験者に苦痛を与えないということで、唾液中のコルチゾール（副腎皮質ホルモン）やノルアドレナリンの代謝産物であり脳に由来するとされるMHPG（3－メトキシ－4－ヒドロキシフェニールグリコール）を測定するような方法も用いられています。このような方法も基本的な部分は動物実験の結果からヒントが得られたという一面があります。

このようにストレスを知ろうとしたら、それを測る適当な指標があるということが大切なことです。ヒトではそれが言葉での表現だったり、一部の生理的指標や生化学的な指標だったり、最近では画像検査だったりします。

動物実験では、先に述べたように知りたい脳の変化が神経伝達物質の変化として直接とらえられるといったことに大きなメリットがありますが、ヒトが対象ではないということでは大きなデメリットがあり、そのためには本書のいたるところで述べられているように、実験の設定にいろいろな創意と工夫が必要ということになります。

以上のような理由で、この本ではいろいろなストレス状況での脳の変化、とくに脳のノルアドレナリン神経系の変化を指標として、ストレスのときの脳の変化の特色を明らかにしていきたいと思います。

第1章　ストレスをどう測るか

1　ヒトのストレス

ストレスとはなにか?

ストレスという言葉は表1－1に示しますように、地球上の多くの国で「ストレス」と呼ばれています。これほど国際性をもった言葉も少ないと思われますが、その半面ストレスという言葉ほど曖昧《あいまい》な言葉もありません。

ストレスという言葉を最初に医学の領域に導入したのは、アメリカの生理学者のウォルター・キャノン（一八七一～一九四五）で、一九二〇年代の中ごろであったとされています。

それを本格的に使用し、現在使われているくらいにポピュラーにしたのは、カナダの内分泌学者であったハンス・セリエ（一九〇七～一九八二）でした。セリエはもともと工学や物理学の領域で、外から力が加えられたときに物体に生じる〝歪《ひず》み〟を意味していた「ストレス」という言葉を生体に当てはめ、生物学的ストレスと呼ぶことにしました。それが一九三〇年代の終わりごろのことでした。その際に、ストレスを生じさせる要因のことをストレッサーと呼びました。

つまり、生体に刺激が加えられ、その際に生じる生体の歪みがストレスで、このようなストレス状態を引きおこす刺激をストレッサーと呼びました。厳密にはストレスとストレッサーはこのように区別されています。

セリエのストレスの定義では、「ストレスとは要求(demand)に対する生体の非特異的反応であり、ストレッサーはいつであれ生体にストレスを引きおこすもの」となっています。もっとわかりやすくいえば、ストレッサー（刺激）によって引きおこされた生体の変化がストレスということになります。

各国のストレス表記	
日本語	ストレス
英語	stress
フランス語	le stress
ドイツ語	der Stress
イタリア語	lo stress
スペイン語	el estrés
ポルトガル語	o estresse
ロシア語	стресс(stress)
中国語	应激

表1-1　ストレスという言葉

しかし、ストレッサーとなるものにはいろいろあり、実際にはストレッサーも含めてストレスと呼ばれている場合が多いのも事実です。

このような意味ではストレスという言葉は曖昧な言葉ですが、ヒトや動物だけでなく、植物でも、それどころか細菌に対してさえストレスという言葉が使用されており、ストレスという言葉をもっと曖昧なものにしています。

ヒトのストレスは「受け止め方次第」

問題をヒトのストレスに限ってみてもかなり曖昧です。ストレッサーとして外からの要因を明確にあげることができる場合も非常に多いのですが、問題なのはヒトの場合には受け止め方がストレスの形成に大きく影響してくることです。

この受け止め方は認知といわれています。同じことが生じていても、認知の仕方次第、つまり受け止め方次第では、それがある人にとってはストレスとなり、別の人にとってはまったくストレスにならないといったことが生じてきます。

たとえば車をちょっとぶつけたときに、「もっと重大な事故でなくてよかった」と思うのか、「大変なことをしてしまった」と思うのかといった違いが認知の違いです。そうなると、まさに認知の仕方こそがストレスの源、つまりストレッサーであることになり、見方によれば、ヒトの場合、ストレッサーはまさに自分の中にあることになってしまいます。このようにヒトのストレスを考える場合には、認知という問題とさらにストレスにどのように対処したかといったことが大きな問題になります。ここにヒトのストレスのひとつの特色があります。

ホームズとレイの社会再適応評価尺度

では、どのようなことがヒトのストレスになるのかをみてみましょう。表1-2はワシントン大学のホームズとレイが作成したヒトのストレッサーを測る尺度で、社会再適応評価尺度と呼ばれるものです。

この尺度は、表1－2のような出来事が起こったときに、もう一回元のように適応していく（再適応していく）ためには、どのくらいの力と時間を要するかを三九四名の被験者に評価してもらったものです。

その際に基準となったのは結婚です。結婚がストレス？　と思われる人もいるかもしれませんが、新生活を始めた二人がある程度なじんだ生活ができるようになるまでは、それなりのストレスになるわけです。その結婚を五〇点としたときに、その他の出来事がどのくらいの重さをもっているかについて点数づけしたのが表1－2です。

ひとつの生活上の出来事であっても、それがひとつの項目にしか該当しないかというと、そうとは限りません。たとえば18の転職は当然ながら22の仕事上の変化や28の生活上の変化や31の勤務時間や勤務条件の変化などを伴うことも多いと考えられます。それらを合計した点数がその人のストレスの点数になります。

もっともひどいストレスは配偶者の死？

この尺度で基準となったのは結婚で、それが五〇点といいましたが、ではもっともひどいストレスとして最高点になったのはなんだったでしょうか。それは「配偶者の死」でした。日本でもこの尺度についての研究が数多くおこなわれており、ほとんどの研究結果では米国と同じように「配偶者の死」が最高点という結果になりました。

生活上の出来事	ストレスの強さ
1．配偶者の死	100
2．離婚	73
3．夫婦の別居	65
4．刑務所などへの拘留	63
5．近親者の死	63
6．自分のけがや病気	53
7．結婚	50
8．解雇	47
9．夫婦の和解	45
10．退職や引退	45
11．家族が健康を害する	44
12．妊娠	40
13．性生活がうまくいかない	39
14．新しく家族のメンバーが増える	39
15．仕事面の再調整	39
16．経済状態の変化	38
17．親友の死	37
18．職種替えまたは転職	36
19．夫婦の口論の回数が変わる	35
20．1万ドル以上の抵当（借金）	31
21．抵当流れまたは借金	30
22．仕事上の責任の変化	29
23．子供が家を去ってゆく	29
24．身内間のトラブル	29
25．優れた業績を上げる	28
26．妻の就職、復職、退職	26
27．就学または卒業	26
28．生活状況の変化	25
29．生活習慣を変える（禁煙など）	24
30．上司とのトラブル	23
31．勤務時間や勤務条件の変化	20
32．転居	20
33．学校生活の変化	20
34．レクリエーションの変化	19
35．教会（宗教）活動の変化	19
36．社会活動の変化	18
37．1万ドル以下の抵当（借金）	17
38．睡眠習慣の変化	16
39．家族だんらんの回数の変化	15
40．食習慣の変化	15
41．休暇	13
42．クリスマス	12
43．ちょっとした法律違反	11

表1-2　ホームズとレイの社会再適応評価尺度

しかし、ある職場では、もっとも大きいストレスは「解雇されること」で「配偶者の死」のほうが下位であるという結果が得られました。言いかえるなら「解雇される」ことのほうが「配偶者の死」よりこたえる、もっといえば「奥さんは死んでもよいからクビにならないほうがよい」というのですから、このことはかなり深刻で、職場に問題があるのではといわれたものでした。

クリスマスもストレス？

さて、表1-2を見てみると、「優れた業績を上げる」、「休暇」、「クリスマス」など、一見したところストレスではないのではないかと思われる項目も含まれています。なぜそうなっているのでしょうか。

休暇やクリスマスは確かに楽しい出来事かもしれません。それがストレスであるというときには、二つくらいの意味があるようです。

ひとつはこのような楽しいはずの出来事であっても、それに対して私たちの体はふだんより心臓がドキドキする、血圧が上がっているといった反応をしています。つまり、喜ばしい出来事であっても、程度は違うとしても、ストレスにさらされたときと似たような生体反応が生じているという意味では、それなりのストレスになります。

もうひとつは、楽しいはずのクリスマスですが、久しく会わない人たちが一堂に会するとなると、ある程度の心の緊張を伴うことになります。とくにその中に苦手な人などがいればなおさらのことです。

そのような意味で休暇やクリスマスなどもひとつのストレスと考えられるわけです。日本では、クリスマスというより、多くの人たちが故郷に帰る盆や正月といった出来事がクリスマスに相当すると考えたらわかりやすいと思います。このような意味でクリスマスなどもそれ相当のストレスとしてこの表に入っています。

合計一〇〇点以上は要注意

表1-2はクリスマスなどでわかりますように、もともと米国でつくられたものなので、日本でそのまま当てはまらない部分もあります。また、時代とともに金額の大きさなどが変わっているために、一部現在の社会とは合わない面もあるかもしれません。しかし、人生でストレスとなる出来事とその大まかな大きさを知るのには有効な表です。

実際にこの表の応用としては、この一年間に自分が経験した項目を選びだし、それらの点数を合計します。ホームズとレイの研究結果では、この一年間の合計点が三〇〇点以上の人の場合、そのうちの約八〇％の人がその次の年に病気になりました。合計点が二〇〇点から三〇〇点の人の場合は、その翌年に半数以上の人が心身の健康上になんらかの問題がみられました。このように、この表で合計点の高い人は、それだけ用心して生活をする必要があるということになります。

大まかな基準としては、合計点が三〇〇点を超える人は今後きわめて注意が必要、二〇〇点から三〇〇点の人もかなりの注意が必要、一〇〇点から二〇〇点の人は一応の注意が必要、一〇〇点未満ならそんなに心配ないといったところが目安でしょう。

2　動物のストレス

動物のストレスも本質は同じ

ホームズとレイの社会再適応評価尺度から、どんな出来事がヒトにとってストレスになるかがわかります。

では動物ではどうでしょうか。ある意味ではヒトも動物なので、この言い方は少し変かもしれませんが、ここでは動物をヒト以外の動物ということにしておきます。

ヒトの場合と同じように、自然の脅威や同じ種内での争いや違った種との争いなど、動物でも生きていくためのいろいろな問題がストレスとなっています。その意味ではストレスの本質は、ヒトでも動物でも同じです。そうでなければ動物実験の結果からヒトのストレス対処のためのヒントを得ようという試みそのものが成り立たなくなってしまいます。

動物実験でのストレスということになると、そのストレスでほかの人が実験しても同じような結果が得られるか（再現性があるか）などが問題となり、一般的な動物のストレスとは少し違ってきます。

では動物実験の場合にはストレスをどう定義したらよいのでしょうか。

先に述べたようにストレスという言葉は医学だけでなく、医学以外の分野でもさまざまな意味をもって使われています。これだけ広く使われている言葉に共通の定義をするのはなかなか困難なことです。

そこで私たちは動物実験をするにあたり、「刺激によって引きおこされた生体の反応がストレスであり、ストレスを生じさせる刺激がストレッサーである」ということにしました。

3　ストレスを測る

ストレス状況下で起こる変化

ストレス状況下では、図1－1に示すように、いろいろな変化が生じます。

自律神経系の変化としては、交感神経の働きが亢進《こうしん》して、心拍数が増加し、血圧が上昇し、手のひらには汗が出ます。

内分泌系の変化としては、血漿中への副腎皮質ホルモン分泌がきわめて敏感に増加します。免疫系では、キラー・セルと呼ばれる攻撃型のリンパ球が増加するなどの変化が起こります。このように神経系、内分泌系、免疫系という三つの調節系の変化が生じます。

そのほかに、ストレスをどうとらえるかという認知が変化します。

その状態に対して怒ったり不安を感じたりといった強い感情である情動が引きおこされ、それに応じた運動が生じます。

覚醒水準は上昇しストレス状態に対してどう対処しようとするのかを決めたり、これらの結果をまとめて脳に蓄えたりする記憶の変化なども生じます。

脳の変化をとらえる

これらの変化をどのような物差しで測っていったらいいのでしょうか。

考え方によればこれだけ多彩な変化が生じるのですから、それらがすべてストレスの指標になるといってもいいくらいです。

ただ、図1-1に示したように、ストレスにさらされたときの非常に多彩な変化をコントロールしているのは脳です。

つまりストレス状況で生じている身体変化や行動の変化は、すべて脳の命令下で生じています。ヒトだけではなくすべての動物で、ストレス時の変化について脳がもっとも大きな役割を担ってい

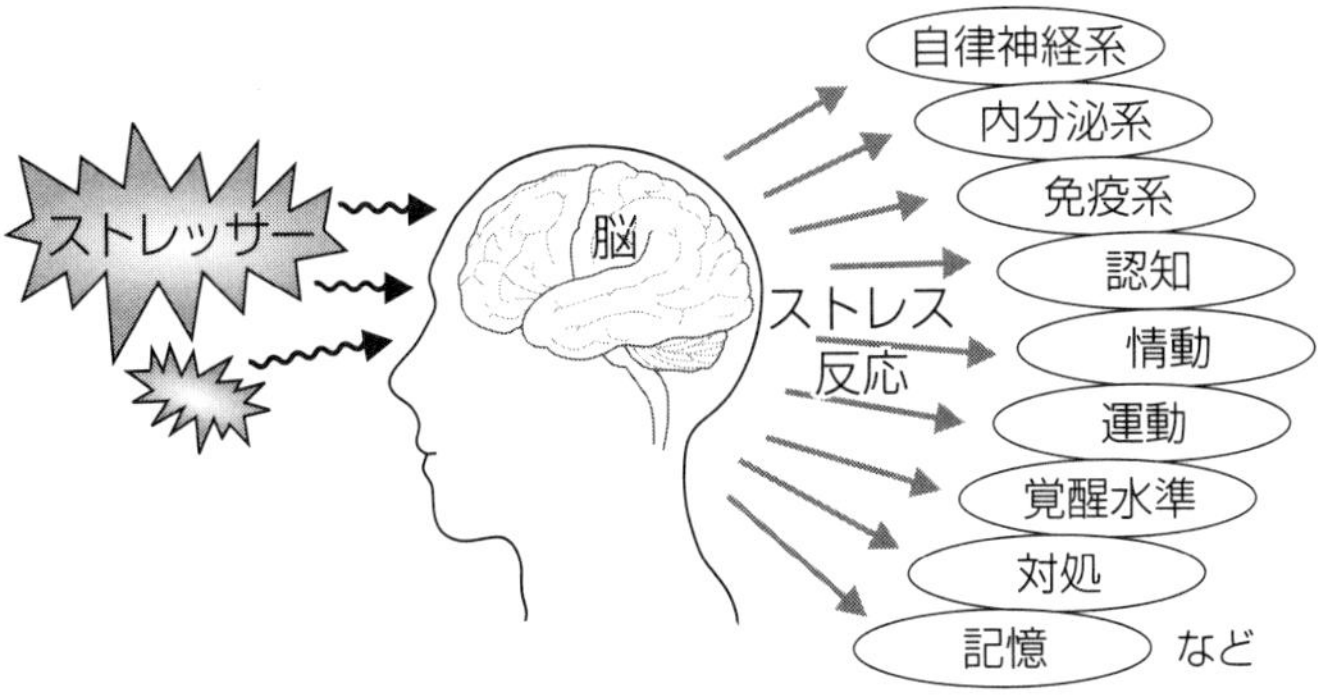

図1-1　ストレッサーとストレス反応

ます。それだけ重要な臓器なので、脳が機能を失ったときを個体死と考える脳死がヒトの死として認められるようになったともいえます。

私も最初は体温の変化や胃潰瘍のでき方などを指標としてストレスの研究をしていましたが、それらの変化を統括している脳の変化というところまで遡《さかのぼ》らないと、ストレスの根本的な問題は明らかにできないと考えるようになりました。

そこでストレスにさらされたときの脳の変化を知ることは、ストレスについて明らかにしていくうえで非常に大切なことと考えます。

このことを解明していくことが、ストレスの特色を知ることになり、私たちがストレスにうまく対処していく方法を考えていくうえで、非常に有効なヒントを提供することになると考えられます。

そのため本書では脳の変化を中心にしてストレスをみていくことにします。

では〝脳の変化をとらえる〟にはどうしたらよいのでしょうか。

その前に、これまでのストレス研究の歴史を簡単に振り返っておきましょう。〝脳の変化をとらえる〟ことまではできなかった時代に、脳以外の生体反応を中心になされた研究の中から、今でもストレスを考えるときに重要ないくつかの学説を紹介します。

第2章　ストレス研究の歴史

ここでストレス研究の歴史を簡単に紹介しておきます。

ストレス状態とはどのような状態なのでしょうか。そして生体はストレスにさらされたとき、どのように変化あるいは適応して生命を維持しているのでしょうか。

ストレス研究に大きな影響を及ぼしただけではなく、今でもストレスを考えるときに大切な説とされている、ハンス・セリエ、クロード・ベルナール（一八一三〜一八七八）、ウォルター・キャノンの三人の学説について簡単に紹介しておきましょう。

1　ストレスにさらされたときの生体の変化

セリエの全身適応症候群

ハンス・セリエはカナダのマギル大学で内分泌学の研究をしていました。そのとき卵巣と胎盤から抽出した物質をラットに注射すると、今までの性ホルモンではみられない、副腎皮質の肥大、胸腺・リンパ節・脾臓《ひぞう》の萎縮、胃潰瘍の発生という三つの徴候がみられることを見いだしました。

セリエは最初、これらは新しい卵巣ホルモンのせいだと考えました。しかし、その後胎盤からの抽出物でも、脳下垂体からの抽出物でも、そしてついには臓器の抽出物でもなんでもない、ただの化学物質であるホルマリンの注射でも三つの徴候が出現することから考えを改め、新しいホルモンの作用ではないと考えました。

そこでこれらの徴候はホルモンのせいではなく、これらの刺激がすべて共通して三つの徴候を引きおこすのだと考え、その状態をストレスと呼んだのです。

さらに、ストレス状態が持続したときに生体の反応が時間とともにどう変化するかを明らかにし、それを全身適応症候群（汎適応症候群ともいわれる）と呼ぶことにしました。それが一九三六年のことでした。

全身適応症候群は、図2－1に示すように主として三つの時期に分けられます。第一は「警告反応」の時期、第二は「抵抗期」、第三は「疲はい期」です。

【警告反応】

警告反応は、さらにショック相と反ショック相とに分けられます。

ショック相は生体が急激にストレス状態にさらされたために、ショックを受けている時期です。

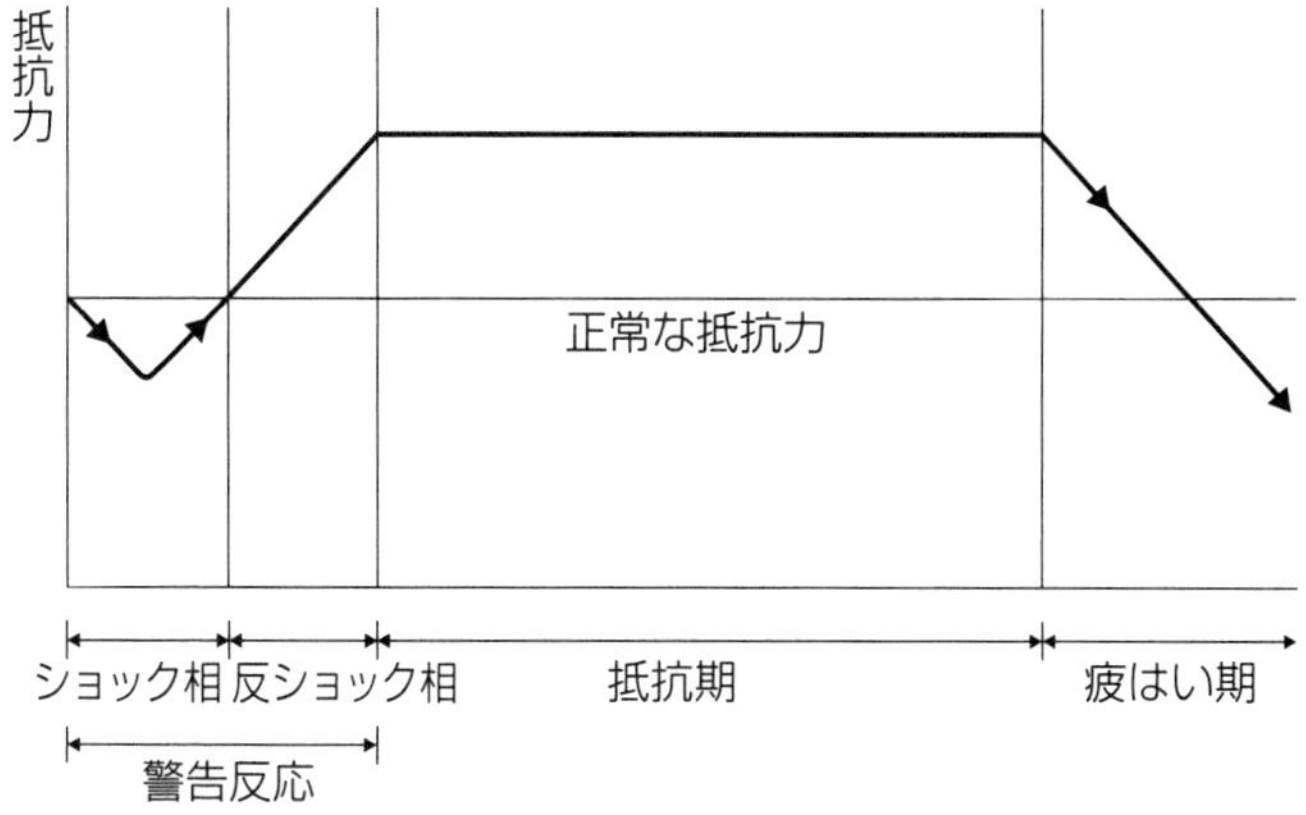

図2-1　セリエの全身適応症候群

そのため、体温が下がり、血圧は下降し、血糖値も下がり、神経活動も抑制されます。筋肉の緊張は低下し、血液は濃縮され、胃や十二指腸に潰瘍ができます。胸腺やリンパ節は萎縮し、体重も減少します。

その後ストレス状態が続いていても、生体はこのストレス状態から立ち直ってきます。それが反ショック相です。そのため、体温や血圧が上がり、血糖値も上昇し、神経系は活動を始め、筋肉の緊張が増すなど生体の抵抗力が発揮されます。

【抵抗期】

その後は抵抗力を保ち続け、一応ひとつの安定した状態になります。持続するストレス状態に対して生体が抵抗している時期で、抵抗期といわれます。

【疲はい期】

それでもまだストレス状態が続きますと、生体はそれ以上抵抗しきれなくなってしまい、ついには破綻し始めます。それが疲はい期です。この時期にはショック相と似たような症状が出現します。つまり、体温は下降し、胸腺やリンパ節は萎縮し、体重も減少します。同時に、副腎皮質の働きも低下し、ついには死亡してしまいます。

このように、セリエの全身適応症候群は、生体がストレス状態にずっと継続してさらされたときの生体反応を経時的にとらえて提唱したということで示唆に富んだ学説です。

現在でもストレス状態が持続したときの生体反応の変化をとらえるうえで大切な学説のひとつと考えられています。

2 外部環境に対して生体を内部環境ととらえる

ベルナールの内部環境と外部環境

生物が生命を維持するために必須の条件に、外部環境への適応があります。生体は環境ストレスにさらされたとき、どのように対応しているのでしょうか。

『実験医学序説』という本を書いたクロード・ベルナールはフランスの生理学者で、内部環境と外部環境とを考えた人です。

私たちを取りまいている気候や気象などが外部環境です。

それに対して、私たちの体を満たしている血液とリンパ液が内部環境で、それが変化するといろいろな臓器に大きな影響を与えます。

ベルナールはこの外部環境が大きく変化しても、内部環境には大きな変化が生じないことを観察しました。たとえば猛暑と呼ばれる真夏でも、逆にすべてが凍りつくような真冬でも、私たちの体温は一定に保たれています。

このようにいくら外部環境が変化しようとも、内部環境が一定に保たれていることが健康を維持するうえで重要であるという考えがベルナールによって提唱されました。

この考え方はハーバード大学の生理学者であるウォルター・キャノンによってさらに発展し、ホメオスタシス（恒常性の維持）と呼ばれる概念になりました。

キャノンのホメオスタシス

ホメオというのは「似たような」という意味で、スタシスというのは「一定の状態」ということです。つまり、内部環境は完全に同じ状態というのではなく、いつも同じような状態に保たれているということです。

体温を例にとりますと、すごい炎暑のまっただ中でも、逆に冬の厳寒のさなかでも、私たちの体温は一定に保たれています。暑いときには血管が拡張して熱を体外に発散し、発汗して余分な熱を外に出して体温が上がらないようにしています。寒いときには、血管が収縮して体温が逃げるのを防ぎ、もっと寒ければ震えて熱をつくりだし体温を維持しています。

このような状態はただ受け身的にもたらされているのではありません。生体は常に外部の環境条件の変化を感じとり、自分の状況を絶えず変化させていくことで、内部の状態、つまり内部環境を一定に保つように努力しているのです。

ホメオスタシスというのは、常に一定の量が流れている川のようなもので、いつも一定の深さは保っていても、そこに流れている水そのものは同じではありません。

私たちの体の状態もよく似ています。健康であるならば、いつ測定しても赤血球の数も血小板の数もほぼ一定ですし、いつ見ても皮膚のホクロは同じ所にあります。たとえ赤血球の数は一定でも、赤血球の寿命は一二〇日くらいですから、今の赤血球は一年前の赤血球ではありません。このように、まったく同じというわけではなく、同じように保っているということはとても大切なことです。皮膚が再生されるたびにホクロの位置が変わったり、顔の形が変わったりしたらまるでお化けです。

ホメオスタシスというのはヒトの一生を通じて必ずしも一定ではありません。年齢とともに変化しますし、男性にくらべて女性のほうが変化が大きいともいわれています。いくら同じようにといっても、確かに九〇歳になっても二〇歳の顔というのではちょっと考えものです。

3　生き延びるための生体の一連の反応

キャノンの緊急反応

キャノンはネコのそばにイヌを連れてきたときのネコの反応を細かく観察しました。ネコは毛を逆立てて激しく興奮します。

動物の腸の一部を切り取って生理的食塩水の中に入れると、酸素やイオンやブドウ糖などが適当にあれば、腸は動きますのでその動きを記録することができます。

この液に安静にしているネコから採取した血液を入れると、腸は規則正しい動きを示すだけでした（図2－2のA）。しかし、イヌに激しく反応したときのネコの血液を入れると、腸の動きは抑えられてしまいました（図2－2のB）。ネコが興奮したときに副腎髄質からアドレナリンが大量に出て、それが腸の動きを抑制したのです。それは、安静にしているネコから採取した血液にアドレナリンを加えた血液を入れると腸の運動が抑制されることから証明されました。

このようにして、キャノンはイヌに吠えかけられたときのネコの身体の変化を細かく観察し検討していきました。

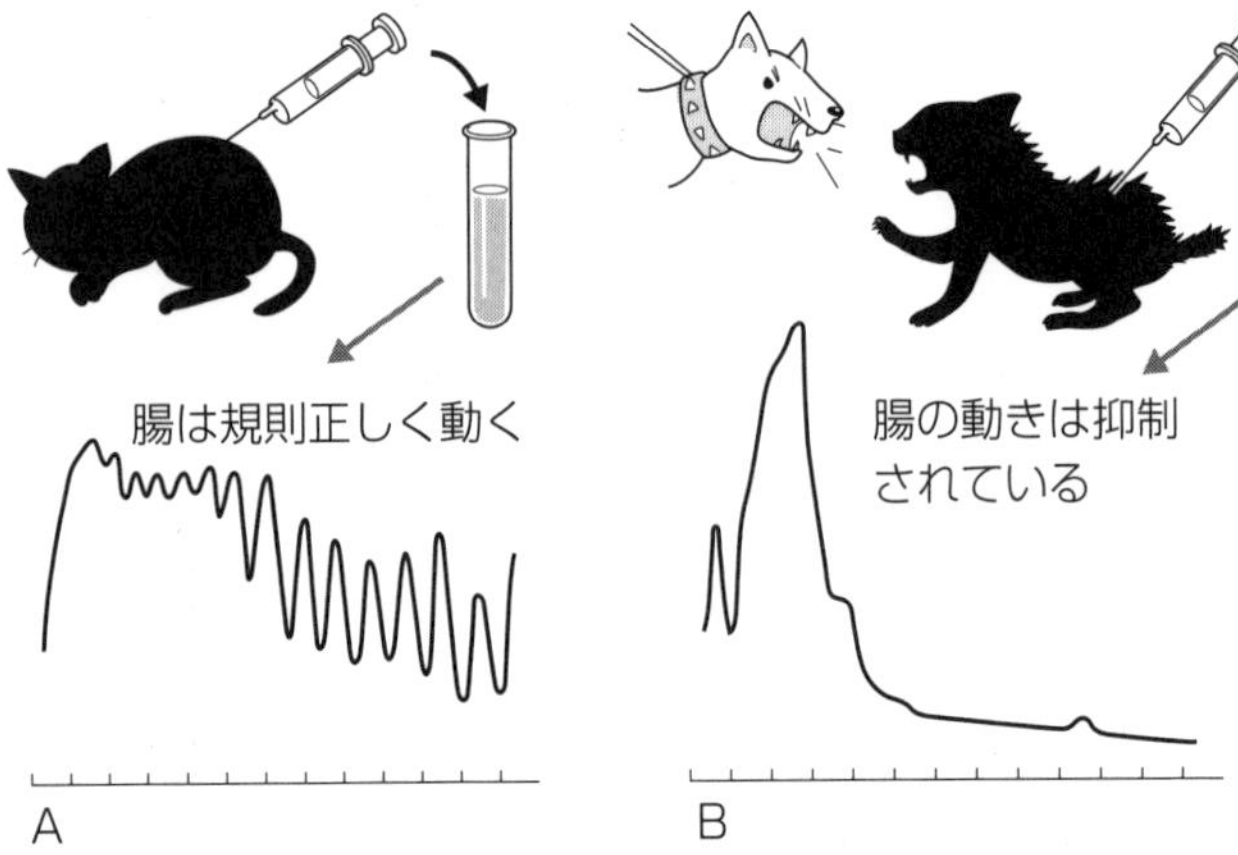

図2-2　ネコの情動と腸の動き
Aは安静にしているネコの副腎静脈から採取した血液を加えたときの腸切片の動き。Bはイヌをけしかけてネコが興奮したときに副腎静脈から採取した血液を加えたときの腸切片の動き。Bでは腸の動きが明らかに抑制されている（キャノン）

その結果得られた反応は図2－3のいちばん下に示しますように、心拍数が増える、心臓の拍出力が増える、そのため心臓から拍出される血液の量が増え、血圧が上昇する、筋肉に行く血管が拡張する、血液中の赤血球数が増え、気管支が拡張する、呼吸が促進され呼吸数が増える、血糖値が上がるなどのほかに、瞳孔が開く（散瞳《さんどう》する）、足の裏に汗が出る、毛が逆立つ、唾液や消化液の分泌が減少する、消化器に行く血管が収縮するなどでした。

かなりバラバラの反応です。血管だけに限ってみても、筋肉の血管は拡張するが、消化器の血管は収縮すると、まったく反対です。

これらの一見したところバラバラであ

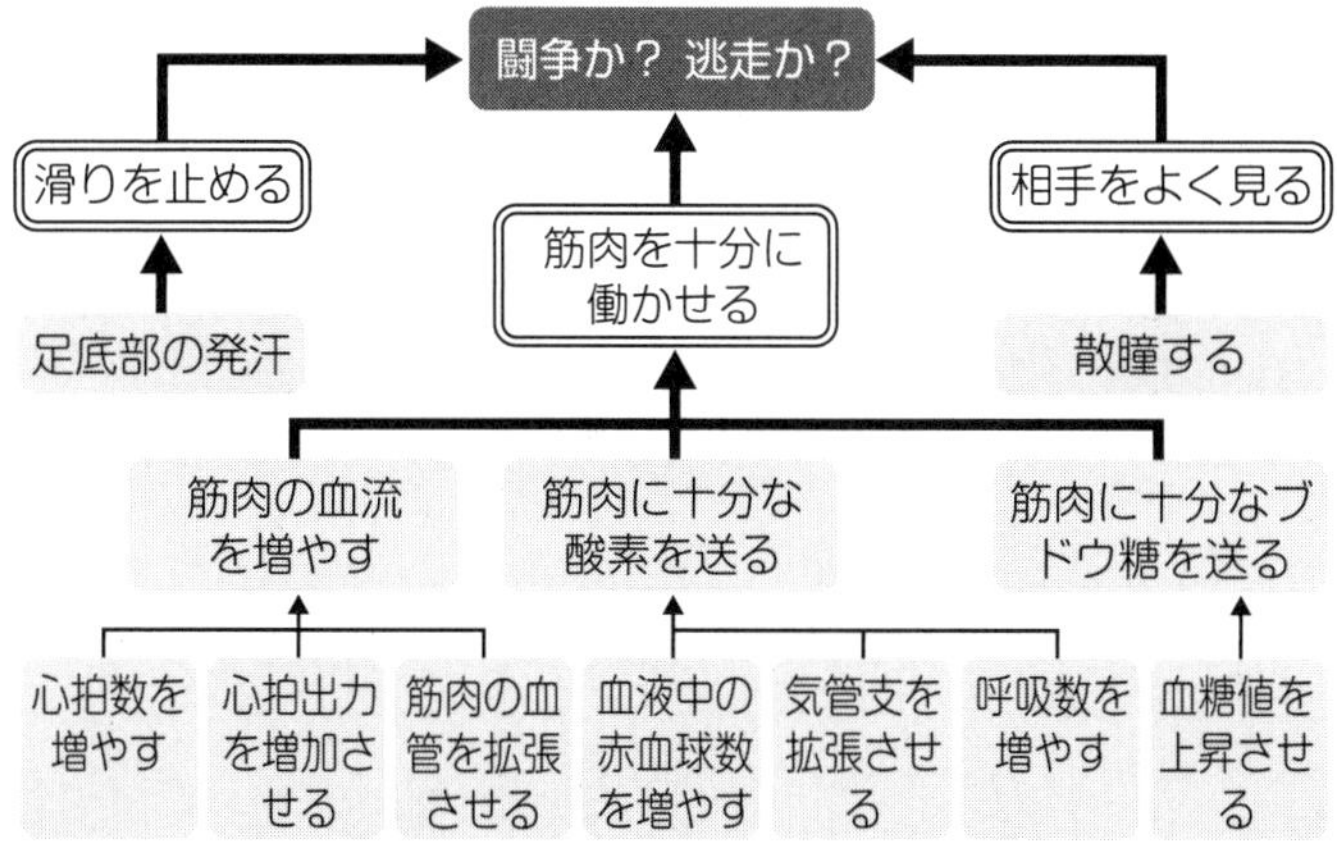

図2-3　キャノンの緊急反応の模式図

る反応を、キャノンは次のような二つの見方からまとめようとしました。

ひとつは、これらの反応がアドレナリンを投与したときにみられる反応としてまとめられるということでした。

もうひとつは、これらのバラバラな反応がすべてひとつの目的のために有効であるとしてまとめられるということでした（図２－３）。

それはネコが目の前の脅威に対して闘うか、あるいはそれから逃げるか、つまり「闘争する」か「逃走する」か、そのどちらかを選んで生き延びるという目的のためにこれらのバラバラの反応が必要なものであるという見方です。

イヌを前にしたネコにとって選べる道は、「闘争(fight)」か「逃走（flight)」しかありません。

いずれを選択したとしても、その目的のためには、脳と筋肉を最大限使用しなければなりません。筋肉や脳が十分に働くためには、これらの活動にとって必要な酸素や栄養素や無機物が、できるだけ速やかに、しかも十分に筋肉や脳に運ばれる必要があります。一方、使用済みの老廃物は速やかに運び出されることが大切です。

このような目的を遂行するためには、筋肉の血管が拡張することや心拍数が増加し、心拍出力が増加することが必要ですし、そのため血圧も上がる必要があります。

さらに筋肉や脳の働きにとって必要な酸素や栄養素を増やすために、呼吸数が増加し、気管支が拡張し、血糖値が上昇し、蓄えられていた赤血球を動員して血液中の赤血球数を増やすといったことが必要になります。相手をよく見るために瞳孔は開き、滑りを止めるために足底に汗が出ます。

その一方で、このような非常事態のときに消化管が働いてもしかたがないので、消化管の運動や消化液の分泌が抑えられ、消化管の血管は収縮します。

一見したところなんの関連もない、バラバラにみえる多彩な反応も、図2－3に示したように、生き延びるという目的のためにみごとに統一された一連の反応とみなすことができます。

キャノンは、緊急状況でのこの反応を緊急反応と呼び、その際に必要なのがアドレナリンであるとしました。

その後の研究でこれらの反応は交感神経系の反応であり、交感神経系の終末部から放出される物質はアドレナリンではなくてノルアドレナリンであることが明らかにされました。

さらに緊急反応時には、同じ交感神経系である副腎髄質からはノルアドレナリンだけでなくアドレナリンも血液中に分泌されます。これらの物質は緊急反応に関与するもっとも重要な化学物質であると考えられています。

緊急事態で生じている情動は、怒り、恐怖などであり、それらともっとも関連するのが交感神経系であることから、キャノンの説は、情動─交感神経系学説ともいわれました。

キャノンの緊急反応学説は、セリエの全身適応症候群と並んで、ストレスを考えていくうえで重要な学説と考えられています。

第3章　脳の作りと働き

本書では脳の変化を中心にしてストレスをみていきます。では〝脳の変化をとらえる〟にはどうしたらよいのでしょうか。まずは簡単に脳について説明しておくことにします。

1　脳の作り

大まかな五つの部位

脳の作りを大まかに示せば、脳幹・脊髄系、大脳辺縁系、大脳皮質、大脳基底核、小脳の五つのブロックからできているといえます（図3－1）。

このようにそれぞれの部位に分けられるということは、それぞれの担っている働きが異なっているからです。次にそれぞれの部位が利用する情報と働きについて簡単に述べておきます。

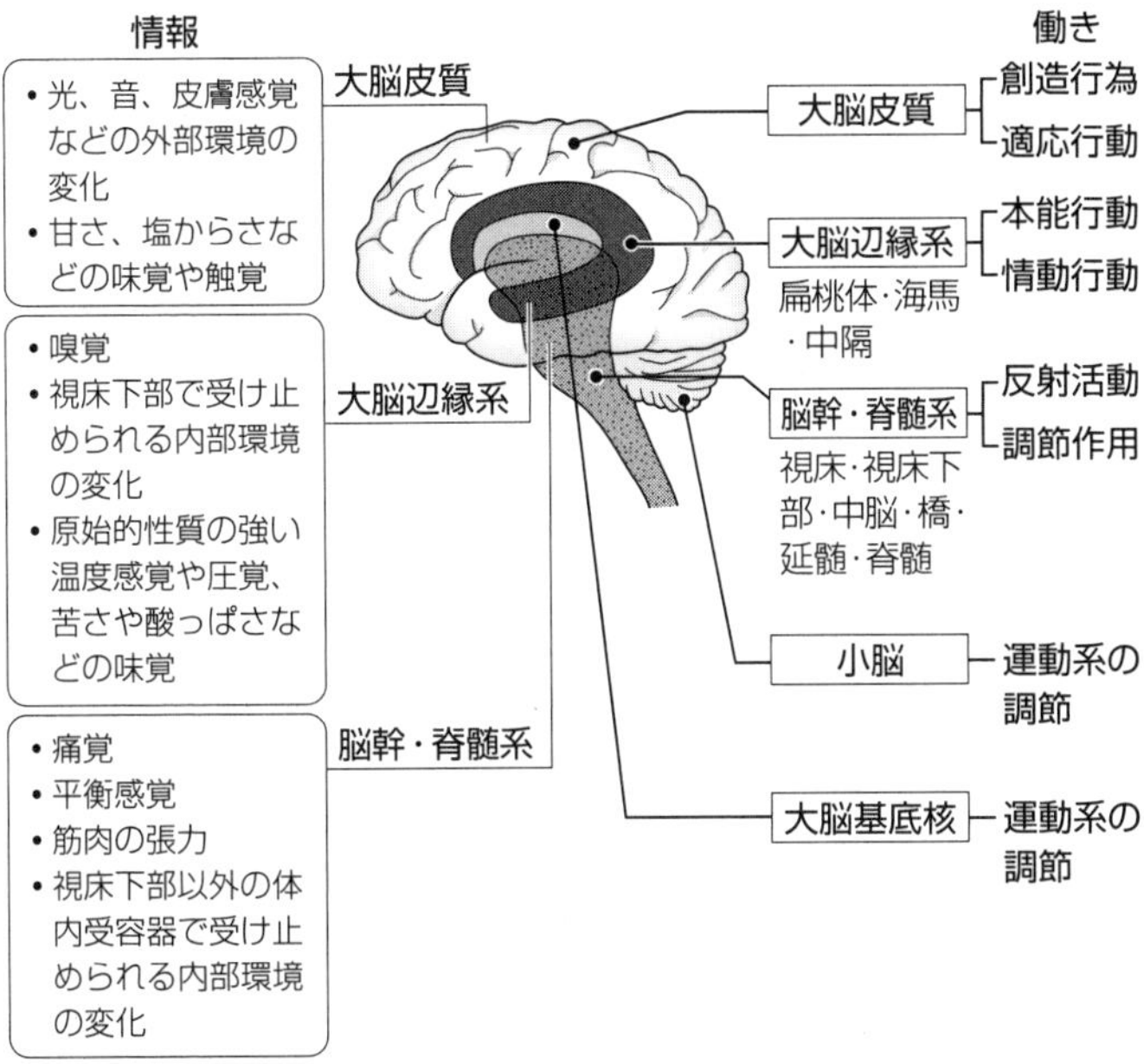

図3-1　脳の作りと働きとそれぞれの部位が利用する情報

脳幹・脊髄系の働き――生命維持

脳幹には、視床、視床下部、中脳、橋《きょう》・延髄などが属しており、延髄に続いて背骨の中を下降しているのが脊髄です。

脳幹・脊髄系が利用している情報は、痛覚、体の平衡感覚、筋肉の張力、そのほかに視床下部以外の体内受容器で受け止められる内部環境（体の中の状態）の変化などです。

脳幹・脊髄系は、生命維持にとって必要最低限の働きをしている部位です。そのための働きが反射活動と調節作用です（図3－2）。

私たちが熱いものに手を触れたとき、瞬間的に手を引っ込めます。こ

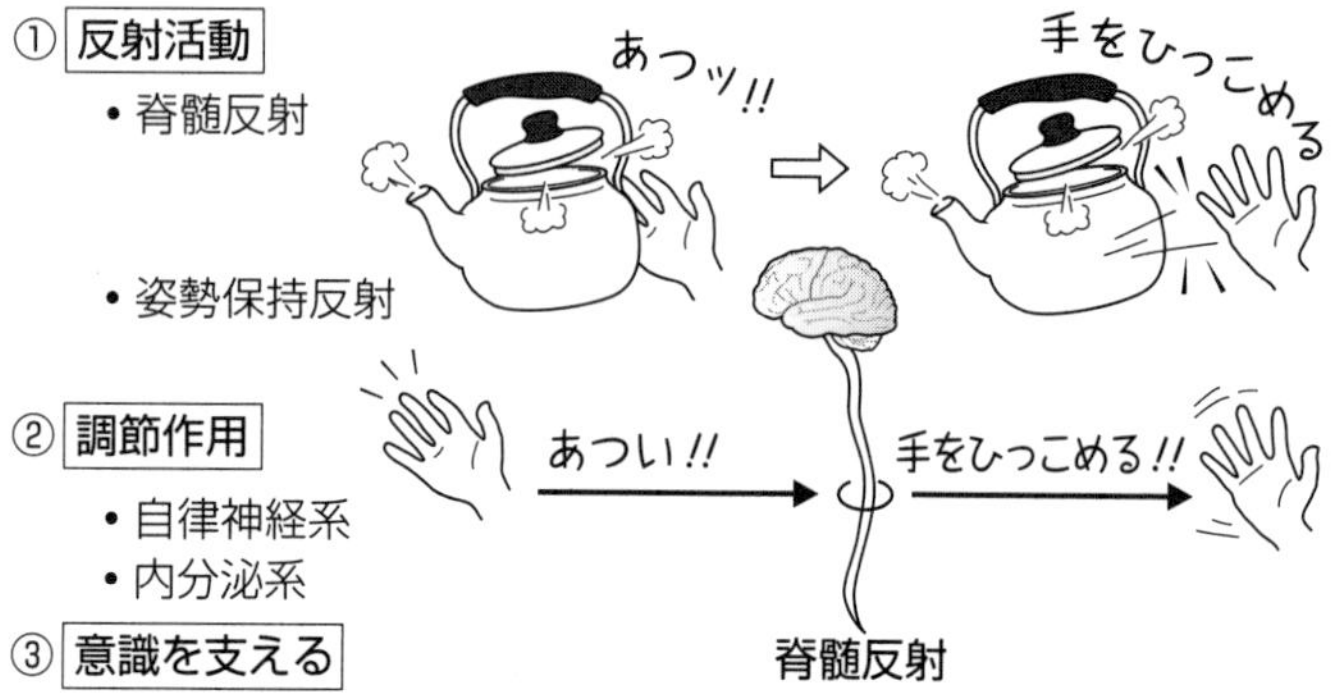

図3-2　脳幹・脊髄系のおもな働き

のような行動は脊髄反射と呼ばれ、手から入った〝熱い〟という情報が、脊髄に伝えられ、その後脳まで伝えられずに、すぐに脊髄にある運動を担う神経（運動神経）に伝えられ、その情報にしたがって、私たちは手を瞬時に引っ込めるのです。

また、私たちはとくに意識していませんが、〝姿勢を維持する〟というのは実は大変なことです。勝手に体が前に倒れたり、逆に後ろに倒れたりしないように、多くの筋肉を微妙に調節することで一定の姿勢が保たれています。これを姿勢保持反射と呼んでいます。

このような脊髄反射や姿勢保持反射が反射活動です。

次に大切な働きは調節作用です。調節作用は自律神経系と内分泌系を使っておこなわれています。

自律神経系による調節は、体の中に張り巡らされた電線のような自律神経系を使った調節です。ちょうど電線を電気が流れるように、命令が自律神経系の中を伝えられ、それが各臓器に達して臓器の働きが調節されます。

自律神経系は交感神経系と副交感神経系からなっており、両者がちょうど車のアクセルとブレーキのように、互いに反対の働きをしながらいろいろな臓器の機能を調節しています。たとえば交感神経系が興奮すれば、心拍数は増加し、血圧は上昇し、逆に副交感神経系が興奮すれば心拍数は減少し、血圧は低下するといったように働いています。これらの自律神経系の中枢は脳幹にあります。

内分泌系による調節はホルモンによる調節です。特定の臓器から分泌された微量物質であるホルモンは、血液によって身体の各部に運ばれ、その部位で作用を発揮します。

とくに脳幹にある視床下部からは、脳下垂体や甲状腺や性腺などで作用する数多くのホルモンが分泌され身体機能の調節にあたっています。

脳幹部にはもうひとつ、意識を支えるという重要な働きもあります。

触った感じ、熱い、冷たい、痛いといった感覚は、知覚神経を介して大脳皮質の感覚野という場所に伝えられますが、その途中で脳幹部にある網様体《もうようたい》に側枝を出しています。つまり、感覚の情報は一部網様体にも伝えられています。

網様体からは視床を通って広く大脳皮質に線維が出ています。このシステムが私たちの意識レベルを支えています。知覚神経の情報が網様体に入り、網様体の神経活動が強まると、私たちの意識の水準が上がり、目が覚め、逆にそれが弱まると、意識の水準が下がり、眠くなります。そのためこれらのシステムは網様体賦活《ふかつ》系とも呼ばれています。

このように意識を支えるというのも脳幹の大切な働きです。

大脳辺縁系の働き――本能と情動

大脳辺縁系には、扁桃体《へんとうたい》、海馬《かいば》、中隔《ちゅうかく》といった部位があり、これらの部位は互いに連絡し合っているだけでなく、脳幹や大脳皮質とも連絡し合っています。また、視床下部は脳幹にありますが、その働きは大脳辺縁系と密接に関係しています。

大脳辺縁系が利用する情報は、視床下部で受け止められる内部環境の変化や原始的性質が強い、温度感覚や圧覚、苦さや酸っぱさなどの味覚、それに嗅覚などです。

大脳辺縁系は本能行動と情動行動に深く関係する部位です。

本能としてあげられるものには、食欲と性欲があります。食欲は個体を維持するため、性欲は種族を維持するために必要と考えられています（図3－3）。

食べるという行動を引きおこす食欲の一次中枢である空腹中枢は、視床下部の外側の外側視床下部に、逆に食べるという行動を止める満腹中枢は視床下部の腹内側核にあります。外側視床下部が刺激されると動物はエサを食べ始め、視床下部の腹内側核が刺激されると食べるのを中止します。

これらの部位が損傷すると、まったく反対の行動が起こります。空腹中枢である外側視床下部が損傷すると、動物は空腹感がなくなりますので、まったくエサを食べようとしなくなりガリガリにやせてしまいます。逆に満腹中枢である視床下部の腹内側核が損傷すると、満腹感がなくなってし

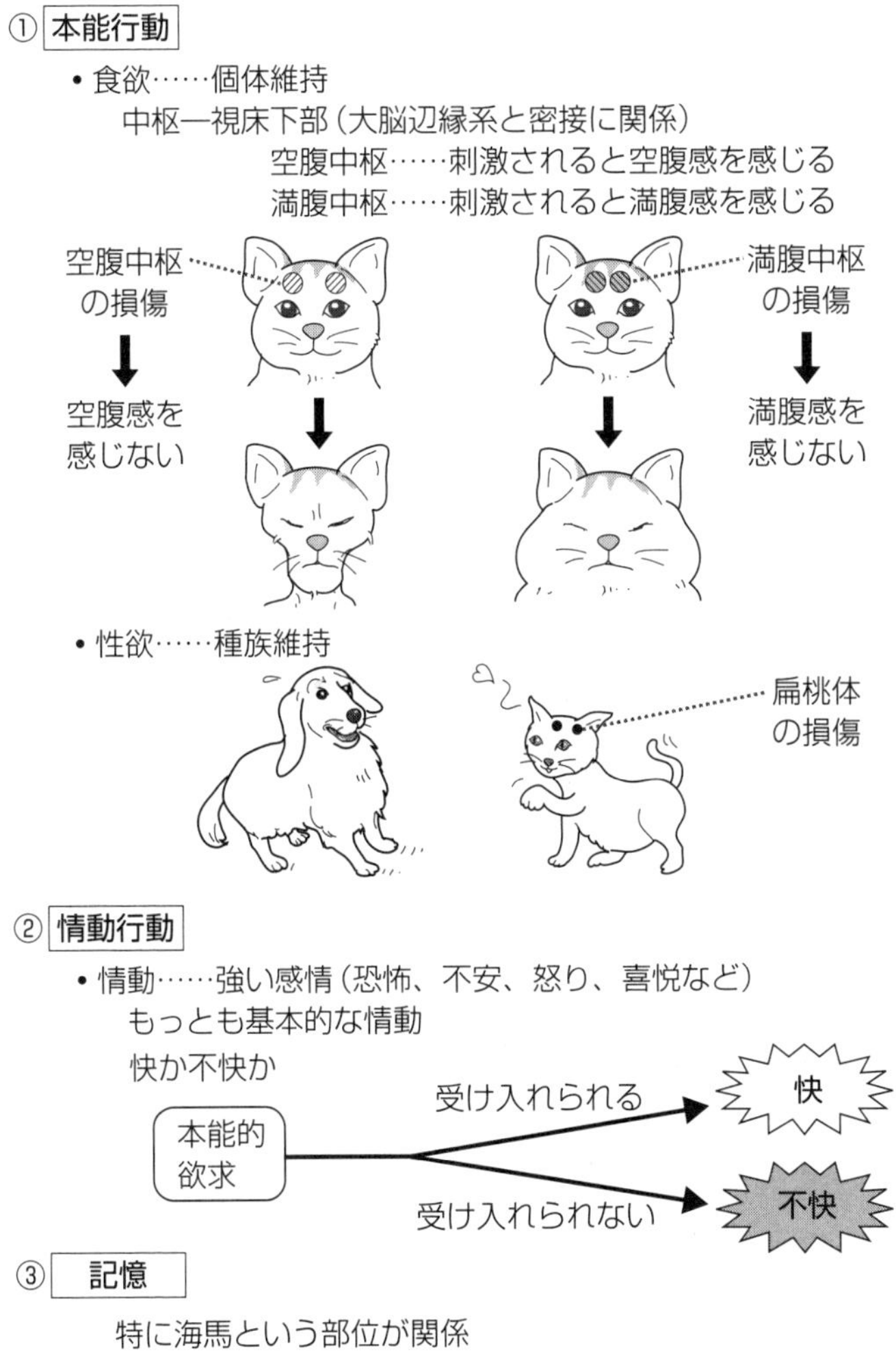
①本能行動
• 食欲……個体維持
中枢―視床下部（大脳辺縁系と密接に関係）
空腹中枢……刺激されると空腹感を感じる
満腹中枢……刺激されると満腹感を感じる
空腹中枢の損傷
空腹感を感じない
満腹中枢の損傷
満腹感を感じない
• 性欲……種族維持
扁桃体の損傷
②情動行動
• 情動……強い感情（恐怖、不安、怒り、喜悦など）
もっとも基本的な情動
快か不快か
本能的欲求
受け入れられる
快
受け入れられない
不快
③記憶
特に海馬という部位が関係

図3-3　大脳辺縁系の働き

まい、動物はいつまでもエサを食べ続け、すさまじく肥えてしまいます。

これらの部位は、大脳辺縁系や大脳皮質と密接に関連し合っており、その結果食欲が形成されるとともに、食べるという行動が発現することになります。

性欲は種族を維持するために大切な欲求です。扁桃体という部位を損傷したネコの性欲が異常に亢進するなど、性欲を起こさせたり、それを停止させたり、性行動として発現させたりするのも大脳辺縁系の大切な働きです。

情動というのは、急激に起こる強い感情で、その際に自律神経系の働きを伴う状態をいいます。もっとも基本的な情動は快か不快です。私たちは本能行動が満たされたら快を感じますし、それが満たされないときに不快を感じます。

このような快・不快、そして恐怖、不安、怒り、喜悦などが情動であり、これらの情動で駆り立てられる行動が情動行動です。いずれも大脳辺縁系の、とくに扁桃体が情動の発現と表出に深く関係し、視床下部とも密接に関連しています。

また、これらの行動の結果を記憶しておくこともとても大切なことです。大脳辺縁系のもうひとつの重要な働きが記憶です。記憶には新しい物事を覚え込んでいく記銘、それを記憶として保存していく保持、そしてそれを必要なときに思い出す再生という三つがあります。これら記憶のメカニズムは、海馬を中心とした大脳辺縁系と大脳皮質の側頭葉で営まれています。

先に述べたように、自律神経系や内分泌系の中枢は脳幹の視床下部にあり、これらに対しても大脳辺縁系の海馬や扁桃体などが調節的に作用しています。

大脳皮質の働き――人間を人間らしく

私たち人間をもっとも人間らしくしている脳の部位はいうまでもなく大脳皮質です。

大脳辺縁系に属している海馬や扁桃体が古い皮質と呼ばれるのに対して、大脳皮質は新皮質といわれます。

人間の脳とその他の動物の脳とをくらべたとき、人間の脳の特色は大脳皮質がもっとも発達していることです。また人類の進化の歴史をみても、進化とともにもっとも大きく発達してきた脳の部位が大脳皮質です。

人間を社会的動物であるようにし、理性をもった動物であるようにし、道具や言葉を使う動物であるようにし、「考える葦《あし》」であるようにしているのは、すべて大脳皮質の働きによるものです。

これは自分の意志を生かし、価値ある生き方をしながら生きてゆくための創造行為や、経験したことや学習したことを生かしながら生きてゆく適応行動などを駆使していくということです。そのために、この部位が利用する情報は、光、音、皮膚感覚などの私たちにわかりやすい外部環境の変化や、甘さや塩からさなどの味覚や触覚などです。

大脳皮質には二つの大きな特色があります。

ひとつは分業体制（機能局在性）が確立していることです。大脳皮質のそれぞれの部分はきちん

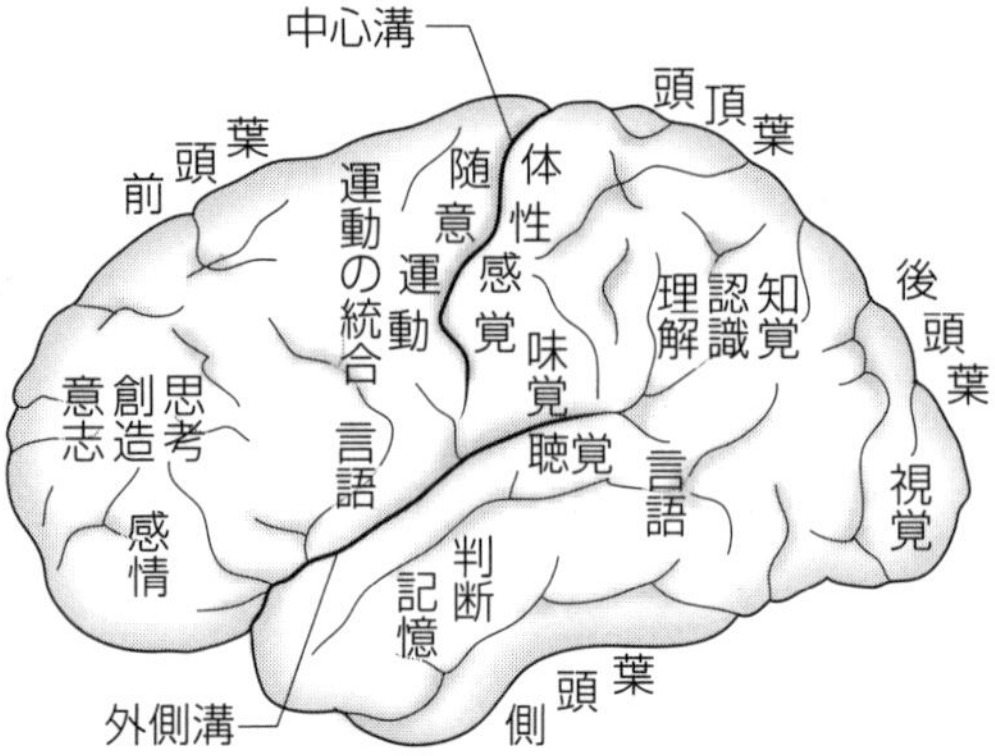

図3-4　大脳皮質の分業体制

とした分業体制をもっており、それぞれの働きに応じた部位が決められています（図3－4）。

二つめは連合野という部分がよく発達していることです。連合野は脳の各部位と密接な線維連絡をもっており、そのために高度な脳の活動である判断、創造、工夫、意欲の形成などが可能になります。

これらの特色のもとに大脳皮質はいろいろな働きをおこなっています。

第一の働きは自分の意思どおりに手や足を動かす随意運動をおこなうことです。

第二は物を見たり、音を聴いたり、味わったり、触った感じなどの感覚を司っていることです。脳は外界からの情報をすべてこれらの感覚を通して取得し、その情報を脳の連合野といわれる部位でまとめて、今度は大脳皮質の運動野の随意運動を受け持つ部分（図3－4）からの命令として運動神経を介して筋肉に伝え、運動を起こさせています。

第三は言葉を使うことができるということです。言葉を使うことで私たちは互いの意思の細かい疎通をはかっています。

話す、聴く、読むといった言葉を使う働き、注意の集中と慣れ、そしてもっとも人間らしい働きである思考、創造、意図、情操、意欲、理解、判断などの高度な働きを営んでいるのが大脳皮質です。

大脳基底核と小脳――運動の調節

運動と大きく関係している部分が大脳基底核と小脳です。手や足を動かすのは大脳皮質からの命令によるもので、ひとつのまとまった運動となるためにはこれらの部位の助けが必要になります。その際に大脳基底核は筋肉の緊張を調節したりしながら運動が円滑におこなわれるように作用しています。

小脳もやはり円滑な運動ができるように作用しています。たとえば階段を上るときにうまく左右の足が出るようにしたり、手首をくるくる回したりするのには小脳の助けが必要です。

以上が大まかな脳の作りと働きです。次に脳を構成している神経細胞というもう少し細かいレベルで脳をみてみましょう。

2　信号を伝える神経細胞

脳の基本構造――ニューロン

脳は大まかに五つの部位に分けられるといいましたが、その脳には、約一四〇億個の神経細胞があるといわれています。

神経細胞をみてみると、図3-5に示すとおりに、核がある細胞体とそこから無数に出ている突起からなっています。この突起は軸索《じくさく》、もしくは神経突起といわれる長い一本の突起と、無数の樹状突起といわれる突起からなっています。神経細胞体と軸索と樹状突起はまとめてニューロンとも呼ばれています。

一四〇億個の神経細胞からなる脳も、もっとも基本的な構造は図3-5のように二個のニューロンからなっており、もっとも基本的な働きは信号を伝えることであるといえます。

割り切って考えれば、この信号をどこに伝えるか、そしてその結果が次の神経細胞に興奮を起こさせるのか、抑制を起こさせるのかといったことで、私たちの複雑な脳の働きは営まれています。

信号を伝える「伝導」と「伝達」

ところで信号を伝えるやり方には、「伝導」と「伝達」という二つの方法があります（図3－6）。

【伝導】神経の線維の中を信号が伝わっていくやり方が伝導で、ちょうど電線を電気が流れるようにして信号が伝えられていきます（実際には神経線維の膜へのイオンの出入りで生じた活動電位という電気の流れで信号が伝えられます）。伝導によって伝えられている神経内の電気信号は神経衝撃とか神経インパルスと呼ばれます。

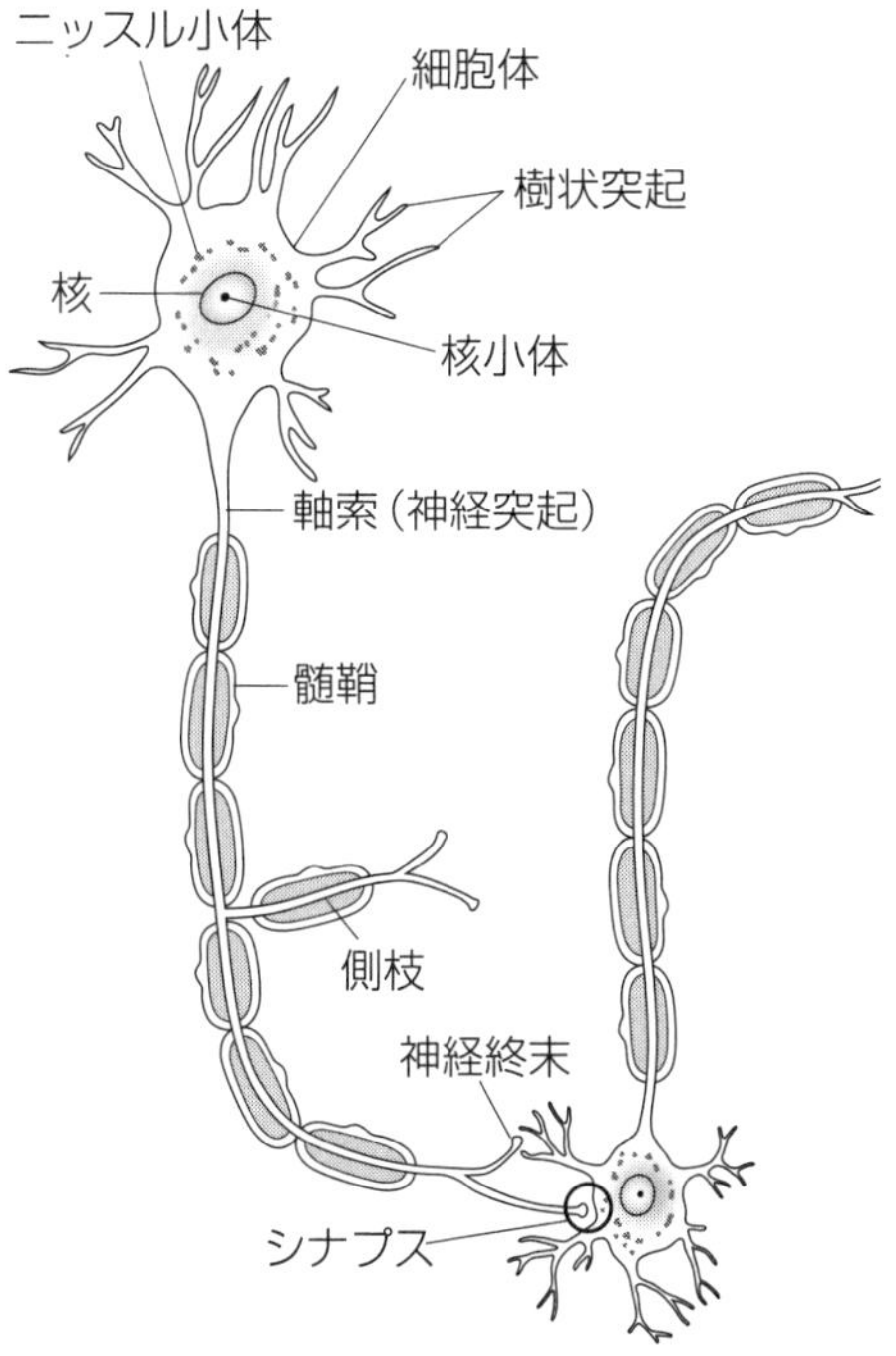

図3-5　神経細胞とシナプス

【伝達】伝導により信号が神経終末といわれる神経線維の最後の部分までできても、信号はこの

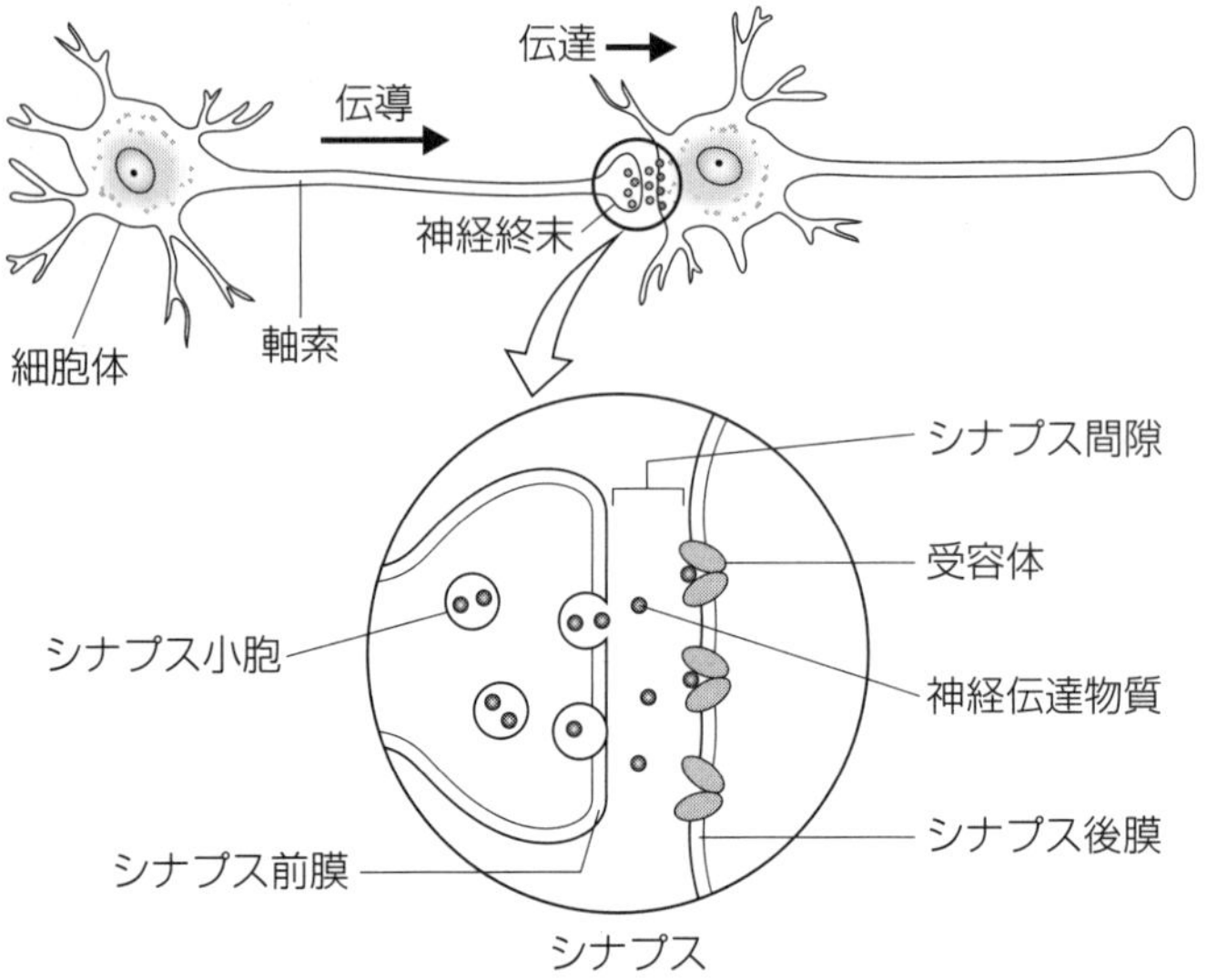

図3-6　信号を伝える（伝導と伝達）

までは次の神経細胞には伝えられません。それは神経細胞と神経細胞とが直接にはつながっておらず、約二〇〇オングストローム（一オングストロームは一ミリメートルの一〇〇〇万分の一）という非常に狭い隙間で隔てられているからです。この狭い隙間で隔てられた部分をシナプスといい、狭い隙間をシナプス間隙といいます。

そこで生体は伝達という巧妙な方法を用いて次の細胞に信号を伝えます。伝導により信号（神経インパルス）が神経終末部まできますと、その刺激に応じて神経終末部に蓄えられていた化学物質が終末部から、シナプス間隙に出されます。これを放出といいます。

放出された化学物質は、次の神経細胞の膜の上にある受容体という部分に結合します。

結合の結果、受容体の部分に変化が起こり次の神経細胞が働きを始めます。

これらの一連の作用の結果、ひとつの神経細胞から次の神経細胞へと信号が伝えられたことになります。この化学物質のことを神経伝達物質といいます。

【神経伝達物質】

多くの物質が神経伝達物質として脳で働いています。主に次のようなものがあります。

［カテコールアミン系］

ノルアドレナリン、アドレナリン、ドーパミン

［インドールアミン系］

セロトニン

［イミダゾールアミン系］

ヒスタミン

［アミノ酸系］

ガンマアミノ酪酸（GABA）、グリシン

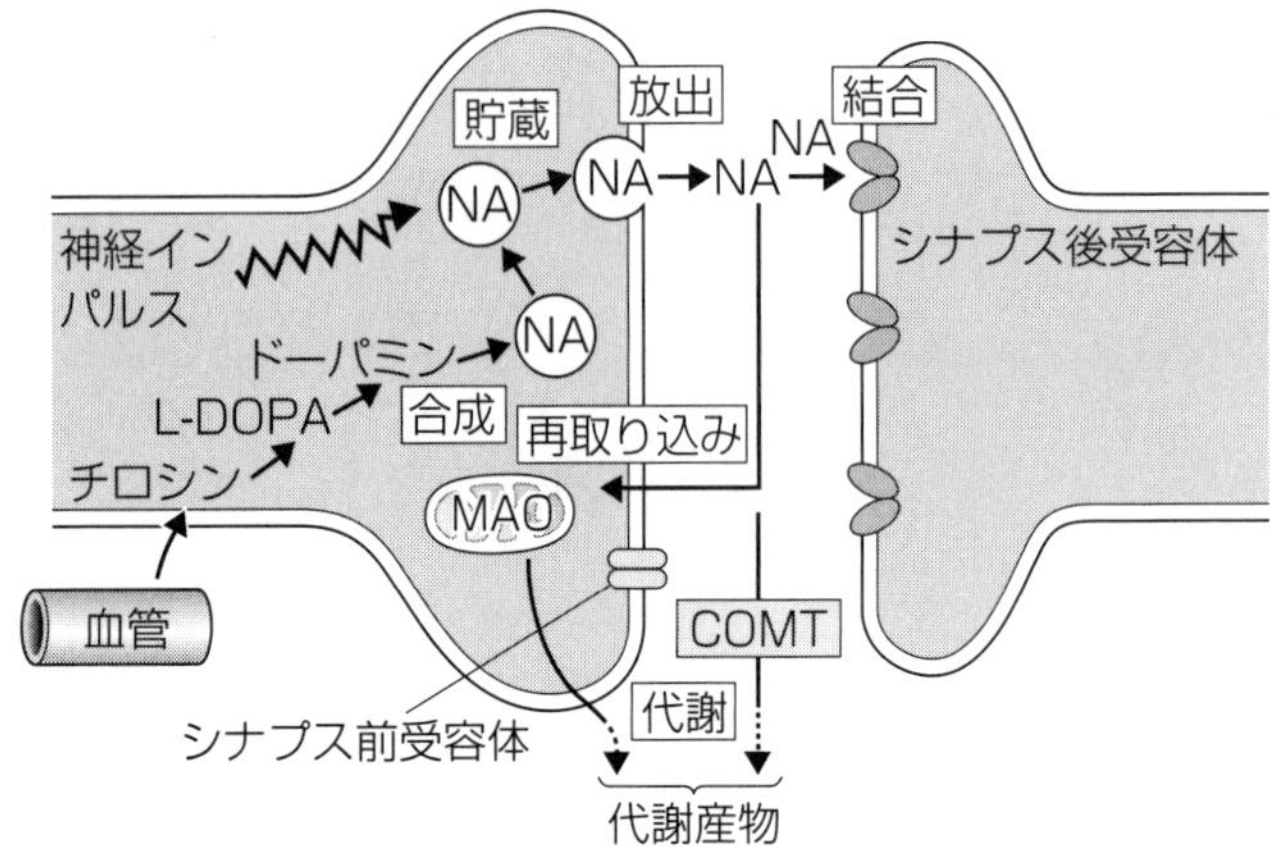

図3-7　ノルアドレナリン神経終末部の模式図　NA：ノルアドレナリン、MAO：モノアミン酸化酵素、COMT：カテコール-O-メチル基転移酵素

シナプスでの伝達のメカニズム

ストレスと重要な関わりがあるので、シナプスでの伝達のメカニズムについて、ノルアドレナリン神経を例にしてもう少し詳しく説明します。

ノルアドレナリン神経というのは、ノルアドレナリンを神経伝達物質として使用している神経のことをいいます。脳ではそのほかにドーパミン神経、セロトニン神経、GABA神経、ヒスタミン神経、アミノ酸がいくつか連なったペプチドを神経伝達物質としている神経などがあります。

図3-7に示しますように、伝達に使われる神経伝達物質であるノルアドレナリンは、神経終末部にある酵素によってつくられ、シナプス小胞と呼ばれる小さい袋のようなものの中に蓄

えられています。

神経インパルスが終末部に達すると、シナプス小胞はいっせいにシナプス前膜のほうに移動し、やがてシナプス小胞の膜とシナプス前膜とが融合して、中のノルアドレナリンがシナプス間隙に放出されます。

放出されたノルアドレナリンはシナプス後膜上にある受容体に結合します。その結果それに引き続く一連の変化が引きおこされ、次の細胞に信号が伝えられた効果が出現することになります。

シナプスに放出されたノルアドレナリンのかなりの部分は、再取り込みというメカニズムによってシナプス前膜から再び終末部に取り込まれます。

また結合した後のノルアドレナリンや、再取り込みされたノルアドレナリンの一部は、酵素（代謝酵素）によってその構造が変えられますが、それが代謝です。神経伝達物質は酵素で代謝され、それぞれの代謝産物になります。

ノルアドレナリンの場合にはＭＡＯと呼ばれるモノアミン酸化酵素やＣＯＭＴと呼ばれるカテコール－Ｏ－メチル基転移酵素などの働きによって代謝され代謝産物になります。

3　脳の変化をとらえる二つの方法

①神経伝達物質と代謝産物を同時測定

ここまで、脳の五つの部位の働きと、脳の基本構造であるニューロンを信号が伝わる方法を説明してきました。とくにシナプスにおける伝達のメカニズムは、ストレスと重要な関わりがあるので詳しく説明しました。

それでは、ストレス時の脳の変化をとらえるには、どうすればよいのでしょうか。

脳の働きを知る方法には、主に神経の電気的変化をとらえる生理学的方法、主に神経伝達物質やその代謝産物の量を測定する生化学的方法、免疫と関係したリンパ球の数や活性を測定する免疫学的方法など、アプローチの違いによって異なったいろいろな方法があります。

私たちが用いてきたのは生化学的方法を使って脳の中の神経伝達物質や代謝産物の量を測ることで神経の活動性を知る神経化学的な方法です。

本書で示すのはストレスのときのノルアドレナリン神経の変化なので、ノルアドレナリン神経を例にとって説明しましょう。

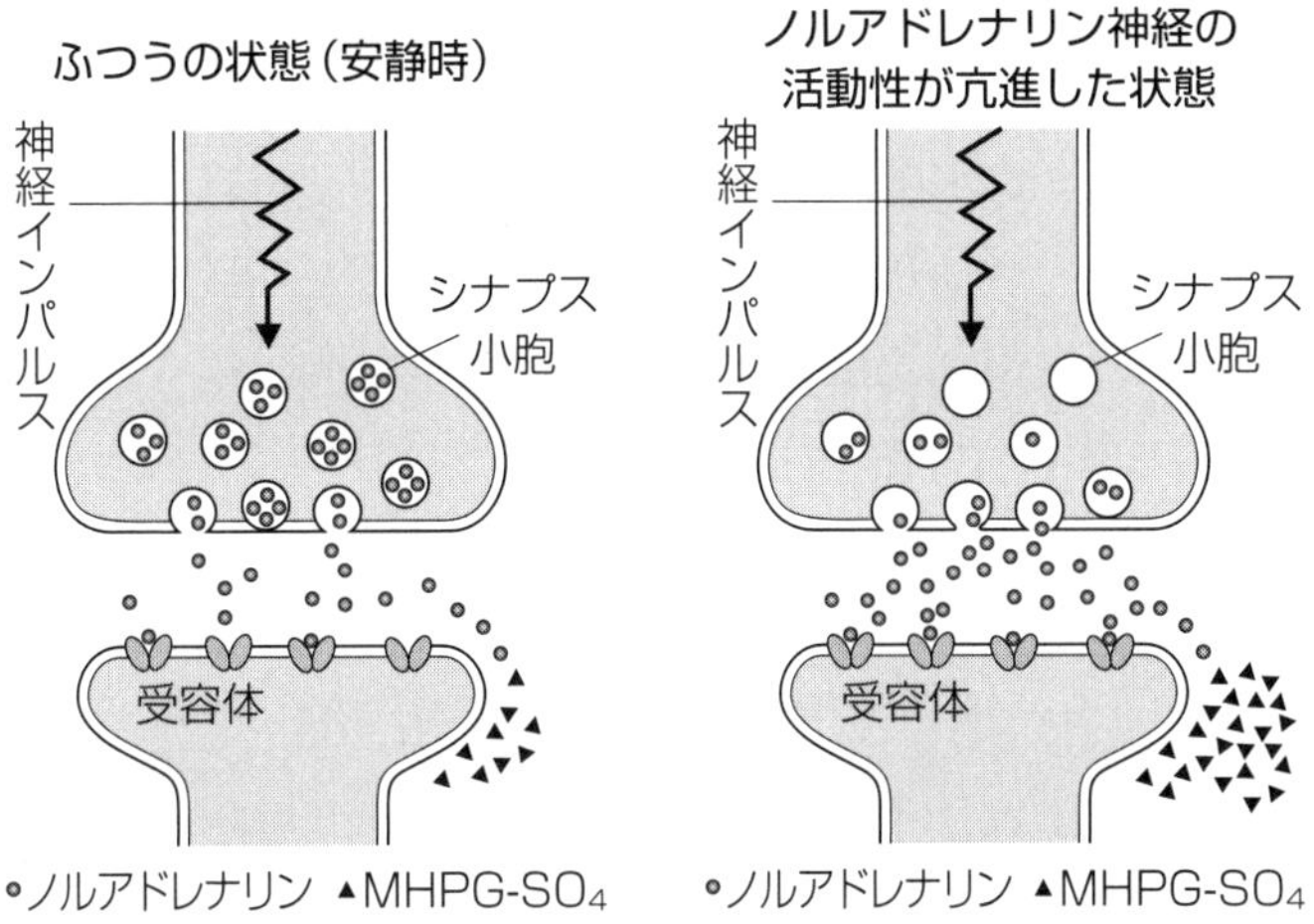

図3-8　ノルアドレナリン神経活動がふつうの場合（左）と、それが亢進した場合（右）のノルアドレナリン神経のシナプス

ノルアドレナリン神経の場合には、ラットではノルアドレナリンが放出された後、代謝されていくつかの代謝産物ができます。そのうちMHPG-SO_4(3-methoxy-4-hydroxyphenylethyleneglycol sulphate) が主要な代謝産物と考えられています。

私たちはノルアドレナリン神経の活動を知るために、ラットのいろいろな脳部位のノルアドレナリンの量とMHPG-SO_4の量とを同時に測定するようにしました。具体的には、ストレスを負荷後、組織を取りだして化学的に定量します。ノルアドレナリンとMHPG-SO_4を同時に測定するということがとても大切なことで、その結果その部位のノルアドレナリン神経の活動を知ることができます。

図3-8は、ふつうの状態のときとノルアドレナリン神経の活動が非常に上がった場合のノ

ルアドレナリン神経のシナプスを模式的に示したものです。図３－８の左がふつうの状態のときのノルアドレナリン神経のシナプス、右はストレスにさらされるといったノルアドレナリン神経の活動性が上がったときのシナプスを示しています。

活動性が上がったときには、シナプス間隙に放出されるノルアドレナリンの量が増えます（というより、放出が増えたことをノルアドレナリン神経活動が上がったといったほうがよいかもしれません）。放出されるノルアドレナリンの量が増えれば、それらが代謝されていきますので、当然その部位における代謝産物であるＭＨＰＧ－SO_4の量が増えます。

そこで脳のある部位のＭＨＰＧ－SO_4含量を測定したときに、その量が増えていればその部位でノルアドレナリンの放出が亢進した、つまりその部位のノルアドレナリン神経活動が亢進したと推測できます。この図３－８の右の場合には、シナプス間隙のノルアドレナリン量が増え、代謝産物であるＭＨＰＧ－SO_4量が増えています。その際、シナプス前のノルアドレナリンの量は左にくらべると減っています。

このようにノルアドレナリン神経活動が上がった場合でも、シナプス前のノルアドレナリンそのものの含量が減少するときと変わらないときとがあります。

図３－９に示すように、安静にしているときにはノルアドレナリンは一定のスピードでつくられ（合成され）、一定のスピードで使われて（放出されて）います。また、ＭＨＰＧ－SO_4も一定のスピードで作られ（代謝され）、一定のスピードで排泄されていきます。そのためノルアドレナリ

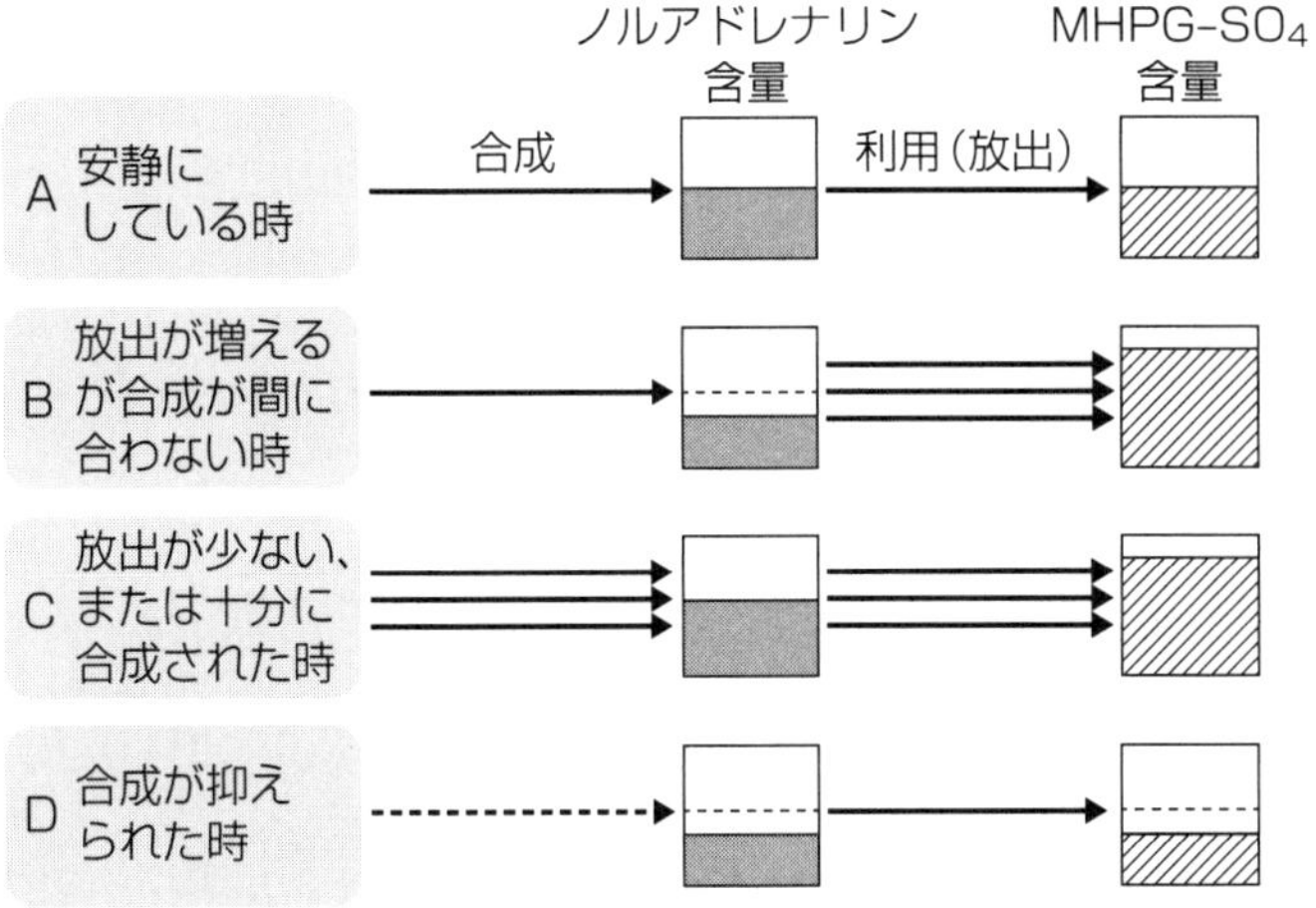

図3-9　いろいろな状況のときのノルアドレナリン含量とMHPG-SO_4含量の変化の差異

ンの量とMHPG－SO_4の量とは増減することなく、一定の値を示します（図3－9のA）。

図3－9のBとCはノルアドレナリンの放出が亢進した場合を示します。

ノルアドレナリンの放出が亢進するということは、シナプス前に蓄えられていたノルアドレナリンが放出されてそれだけたくさん使われるということなので、代謝されてできるMHPG－SO_4の量はBでもCでも増加します。その場合、もし亢進の程度が非常に強く、ノルアドレナリンを合成するのが間に合わなければBのようにノルアドレナリンの量が減少しますが、放出の程度が小さかったり十分にノルアドレナリンを合成することができれば、Cのようにノルアドレナリンの量は変化しないということになります。

図3－9のDはなんらかの原因でノルアドレ

ナリンの合成が抑えられたケースで、その場合にはノルアドレナリンの量もMHPG－SO$_4$の量も減少することになります。

このように私たちが用いた脳各部位のノルアドレナリン含量とMHPG－SO$_4$含量とを生化学的に同時に測定するという方法によって脳のダイナミックな変化をとらえることができます。

私たちの教室で開発されたこの方法は、今まで脳全体というレベルで測定されていた方法よりはるかに感度がよくなっており、それまで不可能だった視床下部といった細かい脳の部位での測定を可能にしたのでした。

これによって少なくとも脳の一定部位におけるノルアドレナリン神経活動を推測することができるようになっただけでなく、他の脳部位の変化と比較することもできるようになりました。

②経時的変化をとらえる脳内マイクロダイアリシス法

私たちはその後、脳の神経活動をみる方法として開発された脳内マイクロダイアリシス法（脳内透析灌流《かんりゅう》法）も用いました（図3－10）。

この方法はプローブという細いチューブを脳の一定の部位に植え込んでおこないます。プローブは液を送り込む管とそれを取りだす管からなっています。その先端部（図3－10の点線部分）は半透膜からなっています。

送り込まれた液は先端部の半透膜の部分から脳組織に出て、再びその部位の神経伝達物質とともに

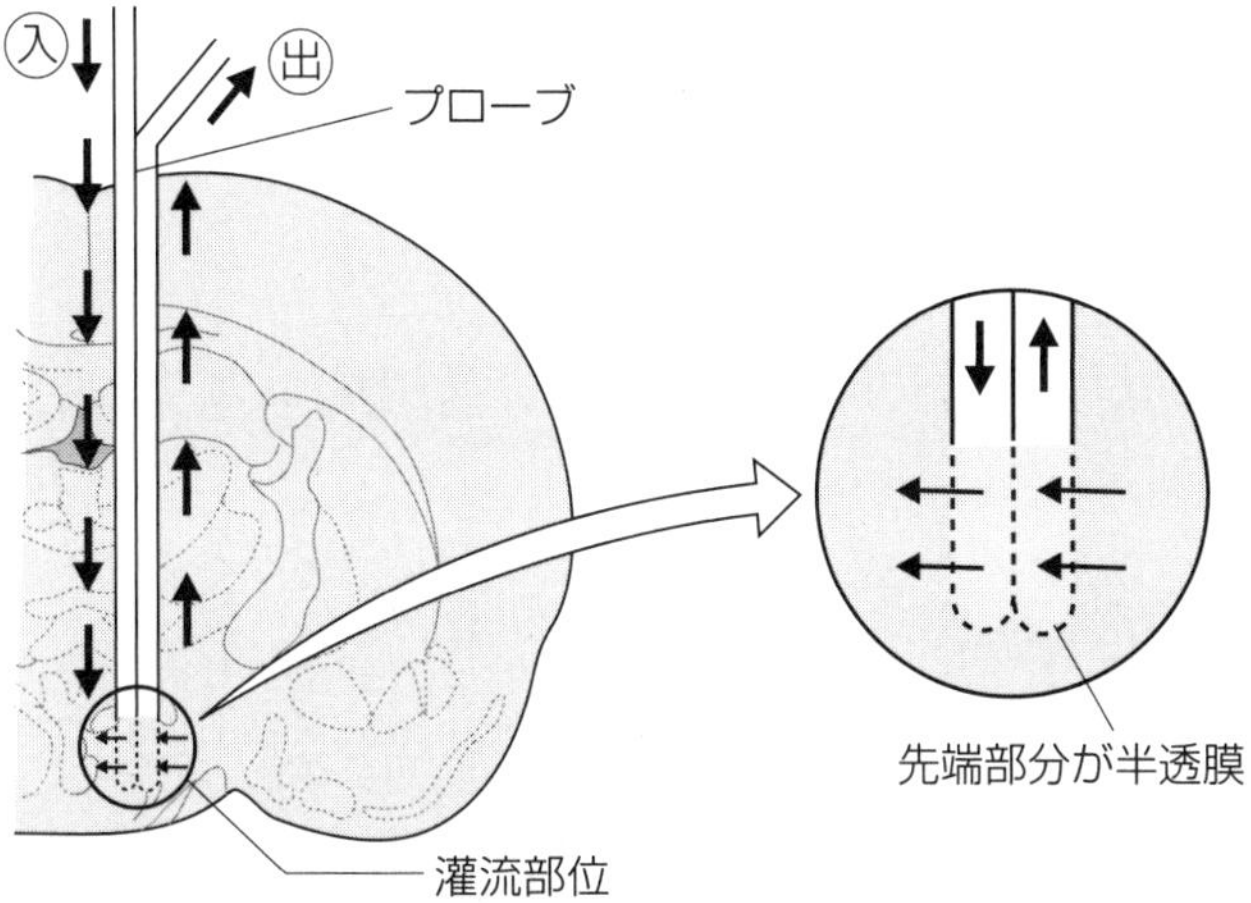

図3-10　脳内マイクロダイアリシス法

に回収されます。このように液で灌流して得られる灌流液中の微量な神経伝達物質（この場合はノルアドレナリン）を測定する方法がマイクロダイアリシス法です。

この方法は、脳の部位はプローブが植え込まれた部位に限定されますが、同じ動物で時間的な変化をとらえることができるという点では優れた方法です。

注意してほしいのは、マイクロダイアリシス法は灌流液に含まれるノルアドレナリンの量をリアルタイムで測定するのに対して、前述した①の生化学的方法は、ストレス負荷後の組織から化学的にノルアドレナリンとMHPG-SO_4を定量している点です。そのため、①の生化学的方法でノルアドレナリンの放出増加を示す指標はMHPG-SO_4の増加となります（ノルアドレナリンの定量値は減少または変化なしを示します）。

本書ではこの二つの方法で測定した神経伝達物質、とくにノルアドレナリンの神経活動について述べていくことにします。

ここで、①の生化学的方法にしろ、②のマイクロダイアリシス法にしろ、本書では神経伝達物質としてノルアドレナリンを取りあげている理由を確認しておきましょう。

前述のように、脳のなかで働く神経伝達物質にはたくさんの種類があります。そのなかからノルアドレナリンを取りあげる理由はおもに四つあります。

ひとつは、ノルアドレナリンはアセチルコリン、セロトニン、ドーパミン、ガンマアミノ酪酸（GABA）などとならぶ重要な神経伝達物質だからです。

二つ目は、ノルアドレナリンはストレスを受けたときによく変化する神経伝達物質であることがわかってきたからです。そのため、ストレスの脳に及ぼす影響を知るためには有効な指標であり、ストレス時の脳の反応を浮きぼりにするのに都合がよいと考えました。

三つ目は、どんなに有効な指標であっても、それがちゃんと測定できなければなりません。測定感度の問題です。私たちの教室では、脳全体についてやっと測定できるくらいの感度しか持ち合わせていなかった従来の方法を、視床下部や扁桃体といった小さな脳部位についてノルアドレナリンとその代謝産物を同時に測定できる画期的なものへと発展させることに成功しました。

四つ目の理由は、同じ実験をしても同じ結果が得られるかという再現性の問題です。ノルアドレナリンとその代謝産物の同時定量法を使った実験結果は、非常に再現性のよいものでした。そのため本書で述べるような多くのテーマについて実験を組むことが可能になったのです。

しかし、誤解のないようにいっておきますと、ストレスを受けたときにノルアドレナリンだけが変化するわけではありません。脳内のいろいろな神経伝達物質が変化します。

考えかたによっては、それだけ多くの神経伝達物質が変化するほど、ストレスというのは私たち生体にとって大変なものだともいえるのです。したがって、多少の批判は覚悟のうえで、本書では神経伝達物質の代表としてノルアドレナリンを取りあげ、その変化からストレスによる脳の変化の特色を考察してみたいと思います。

第4章　ストレス状況で脳や体はどう反応するか

1　ストレス状況を設定する

さまざまなストレス負荷法

ストレスの動物実験をしていくうえで大切なことは、それぞれの動物に同じように一定のストレスが負荷されることや他の実験者がその方法をやっても同じようにできるといったことです。そのため昔からさまざまな方法が用いられてきました。

中でもよく用いられてきたのは電撃ストレスや拘束ストレスです。

そのうちもっともよく用いられてきたのが電撃ストレスです。ラットが軽い痛みを感じるくらいの電流を、尾につけた電極や格子状になった床から流す方法です。この方法はラットに学習させるときにもよく用いられた方法です。

拘束ストレスは、基本的には動物を動けなくする方法です。円筒の中に入れたり、二つに折った金網の中に入れたりします。私たちは二つに折った金網にラットを入れ、その周囲を針金で留める拘束ストレスをよく使用しました。

また拘束ストレスには、板の上にラットを仰向けにして寝かせ、四肢をテープで固定するという方法もあります。

このような拘束ストレスは、方法はどうであれ、動物が捕らえられてしまっているという意味では、生存を根源的に脅かすストレスであるといえます。

一定の容器に水を入れ、その中に動物を入れて強制的に泳がせるストレスが強制遊泳ストレスです。

そのほかに、室温四℃くらいの部屋に入れる寒冷ストレス、一定の速度で回っている円筒形の籠《かご》の中に入れて走らせる強制走行ストレス、非常に刺激の強い麻酔薬であるエーテルをかがせるエーテルストレス、拘束したうえに立った姿勢で胸骨の下くらいまでを水に浸す水浸拘束ストレスなどがあります。

ラットにとっては非常に迷惑なストレス負荷法ですが、これらの方法はどの動物にも一定のストレス負荷ができること、非常に特殊な方法ではなく他の研究者がやってみても同じようにストレス負荷ができるということで、歴史的に広く用いられてきた方法です。

その多くのものは、強いていえば物理的要因が大きく関与するストレス状況といえます。しかし、ストレスにさらされるのが動物なので、物理的ストレス状況といっても多くの場合は情動の変化といった心理的変化も伴います。

そのなかでも比較的情動などが関与しにくいのはエーテルストレス、寒冷ストレス、強制走行ストレスなどです。

それに対して、拘束ストレス、電撃ストレスなどは、物理的要因が関与するだけでなく、情動という心理的要因も大きく関与しているストレス状況といえます。

このような物理的要因をできるだけ排除して、心理的要因が主として関与していると考えられるストレス状況が、後述する心理的ストレスや恐怖条件づけストレスなどです。

2　体に起きる変化

古くから知られるストレスの指標

ストレスにさらされたときの体の変化は、動物ではセリエの報告以来よく知られています。いろいろなストレス状況におかれた動物は図4-1に示すような変化を示します。

まず、胃や十二指腸に潰瘍ができます。ラットの実験では多くの場合は十二指腸ではなく胃に潰瘍ができます。ただ急性のストレスではヒトのように深い潰瘍ができることは少なく、多くの場合はびらんと呼ばれるような浅い潰瘍ができます。そのため潰瘍という言葉よりも胃粘膜損傷という言葉がよく使われますが、本書ではわかりやすいように胃潰瘍としておきます。

そのほかに臓器の重さが変化します。臓器の切片をつくって顕微鏡で見るとそれなりの細かい変化がありますが、一般的に単純に臓器の重量を測定するという方法がとられてきました。

免疫系で重要な働きをしている臓器である胸腺とリンパ節は小さくなり重量が減少します。これは胸腺とリンパ節の萎縮といわれます。

もうひとつの臓器の変化は副腎重量の変化で、ストレスによって副腎皮質が肥大するために副腎の重量は増加します。

また、ストレスでもっとも敏感に反応するホルモンであり、副腎皮質から分泌される副腎皮質ホルモンの分泌が亢進します。そのため、血漿中の副腎皮質ホルモン量が増加します。副腎皮質ホルモンは脳下垂体から分泌される副腎皮質刺激ホルモン（ＡＣＴＨ、コルチコトロピン）により分泌が促されます。

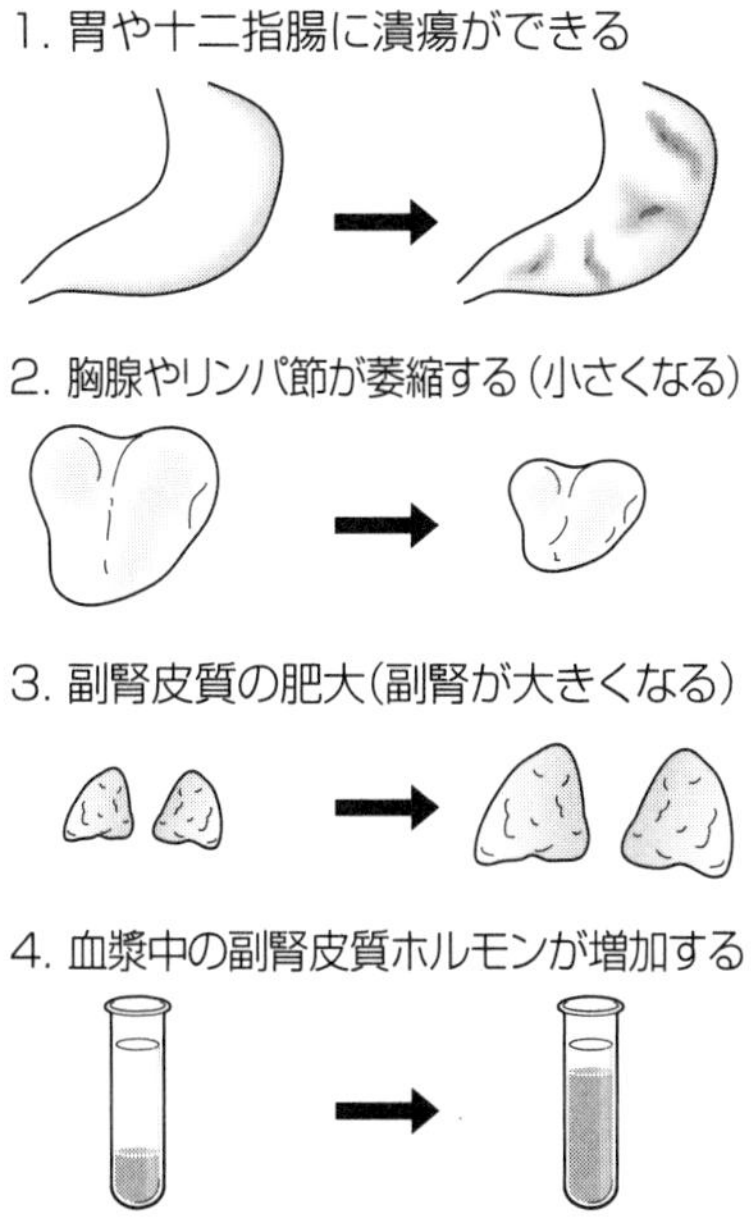
1. 胃や十二指腸に潰瘍ができる
2. 胸腺やリンパ節が萎縮する（小さくなる）
3. 副腎皮質の肥大（副腎が大きくなる）
4. 血漿中の副腎皮質ホルモンが増加する

図4-1　急性ストレス暴露時の臓器の変化

さらに、ACTHは視床下部の前葉から分泌されるコルチコトロピン放出ホルモン（CRH）の作用により分泌が促進されます。

副腎皮質ホルモンは、ヒトとラットでは少し構造が違っていて、それぞれコルチゾール、コルチコステロンと呼ばれます。本書では、副腎皮質ホルモンと呼ぶことにします。

以上のように、胃・十二指腸潰瘍ができる、胸腺・リンパ節が萎縮する、副腎が肥大する、血漿中の副腎皮質ホルモン量が増加するというのが、ヒトをも含めた動物が、いろいろなストレスにさらされたときに示す体の変化として古くから知られています。そのため多くの私たちの実験で大切なストレスの指標としてこれらが用いられています。

3　脳に起きる変化

拘束ストレスによる脳のノルアドレナリン放出の変化

私たちはまず、金網での拘束ストレスが脳のノルアドレナリン神経活動にどう影響するかについて検討しました。ラットにとって、捕らえられ体の自由を奪われるというのはまったく抵抗できない状況であり、そのまま死に直結するかもしれない危険な状況と思われます。その意味で拘束スト

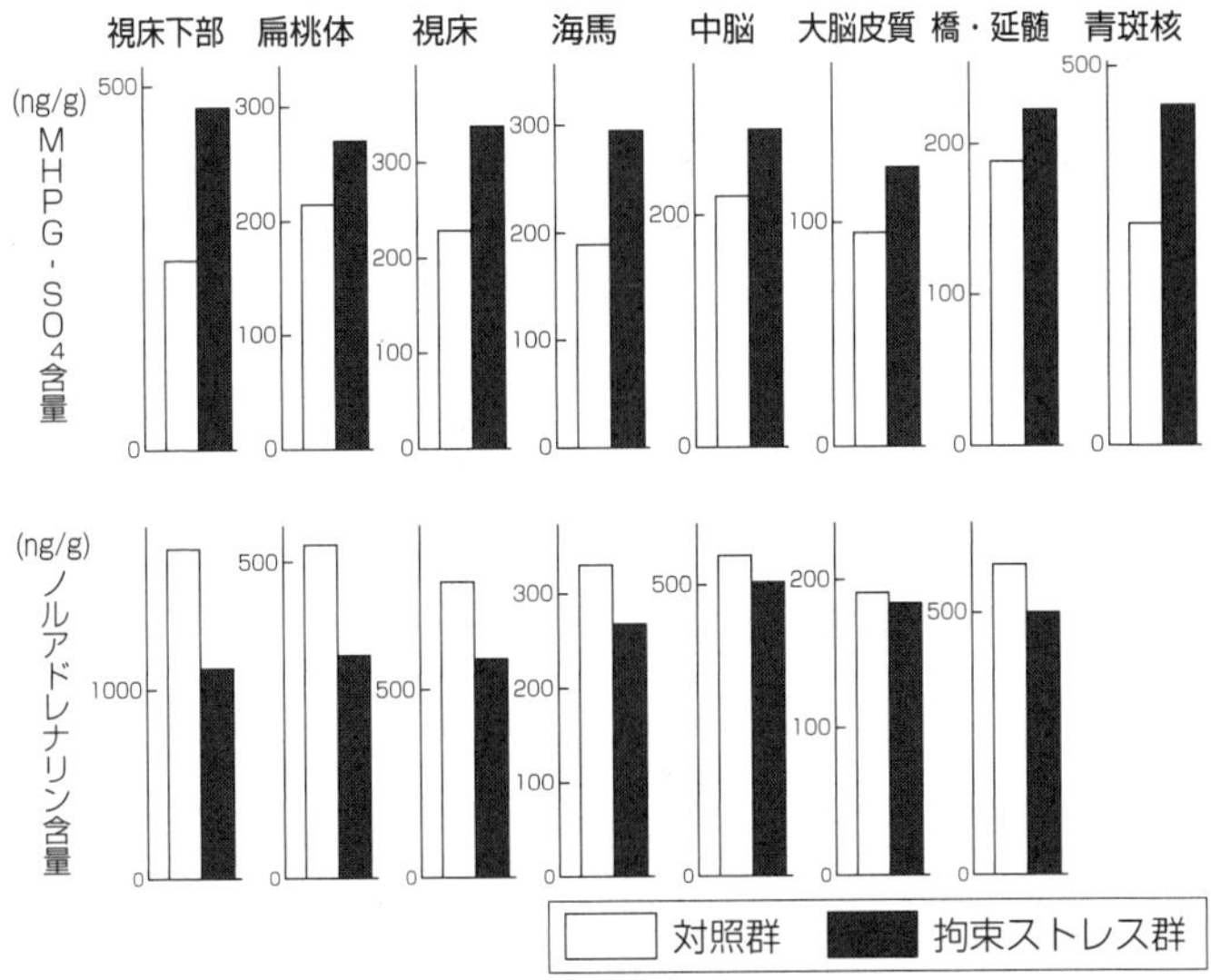

図4-2　1時間の拘束ストレス後の脳各部位におけるノルアドレナリン含量およびMHPG-SO_4含量の変化

レスというのは、恐怖などの情動を強く引きおこすストレスであると同時に、動けないという身体的要因も強く関係するストレスと考えられます。

二つ折りにした金網の中にラットを入れ周囲を針金で留める拘束ストレスを一時間負荷しました。

結果は図4－2に示すとおりです。視床下部、扁桃体、視床、海馬、中脳、大脳皮質、橋・延髄、青斑核《せいはんかく》という検討した八つの部位すべてで、ノルアドレナリンの代謝産物であるMHPG－SO_4含量が、対照群のラットにくらべて有意に増加していました。

一方、これらの部位におけるノルアドレナリン含量は、大脳皮質と中脳を除く五部位で有意に低下していました。

この場合の「有意に」というのは、統計的な処理をしたときに意味のある変化といった意味です。ある意味ではそれだけ明確な変化ということです。

神経の単位であるニューロンは、核がある細胞体とそこから出ている突起からなっています。ノルアドレナリン神経の細胞体は一定の場所に集まって存在していますが、その集団をクラスターと呼んでいます。ノルアドレナリン神経のクラスターは脳内にいくつかありますが、そのひとつが脳幹にある青斑核で、ここから脳のいろいろな部位に線維を出しています。

ただ、今回測定した他の脳部位にくらべると、青斑核は非常に小さい部位なので、ノルアドレナリン含量と代謝産物含量とを同時に測定することができませんでしたので、MHPG－SO$_4$含量のみを測定しました。

これらの実験結果は、拘束ストレスにより、検討したすべての部位でMHPG－SO$_4$含量が有意に増加し、そのうちの五部位でノルアドレナリン含量が有意に減少することを示しています。

ところで、この結果をどう考えたらよいのでしょうか。

先に説明したように、基本的にMHPG－SO$_4$含量が増えることから、拘束ストレスにより、検討した八部位すべてでノルアドレナリンの放出が亢進したといえます。

その際、大脳皮質と中脳を除く五部位でノルアドレナリン含量が有意に減少したのは次のように考えられます。つまり、拘束ストレスはこれらの部位でのノルアドレナリンの放出を著しく増加させ、そのためシナプス小胞に蓄えられていたノルアドレナリンが急速に失われていきます。ところがそれを補うためのノルアドレナリンをつくる合成の速度はあまり早くないので、ノルアドレナリンの合成が間に合わず、その結果ノルアドレナリン含量が減ったと考えられます。このような関係は図3－9のBに示したとおりです。

大脳皮質や中脳では、MHPG－SO$_4$含量が有意に増えていることからノルアドレナリンの放出が亢進したことがわかりますが、これらの部位は比較的大きい部位なので、拘束ストレスはノルアドレナリン含量を減少させるほどの影響は与えなかったと考えられます。

このように、ノルアドレナリン放出の指標としてはMHPG－SO$_4$含量の変化が敏感で信頼性の高い指標となります。

私たちが発表してきたほとんどすべての論文では、MHPG－SO$_4$含量とノルアドレナリン含量の両方について報告していますが、本書ではわかりやすくするために、以下ノルアドレナリン放出の指標としてもっとも有効なMHPG－SO$_4$含量の変化のみを記載していきます。

強いストレスには脳のあらゆる部分で対抗する

ところで、拘束ストレスでは、検討したすべての部位でMHPG－SO$_4$含量が有意に増えたことから、脳の広汎な部位でノルアドレナリンの放出が亢進することが明らかになりました。

しかも、そのうちの多くの部位でノルアドレナリンの合成が追いついていないことから、それだけ強い放出であったことがわかります。

なぜこんなに広い脳部位でノルアドレナリンの放出が亢進したのでしょうか。その理由は必ずしも明らかではありませんが、それぞれの部位の働きの特色から考えると、視床下部や、扁桃体、海馬といった大脳辺縁系で放出が亢進したのは、拘束ストレスにさらされたときの恐怖や不安と関連していると考えられます。

視床下部では、橋・延髄とともに、ストレスにさらされたときの自律神経系や内分泌系の調節と関連した変化もあると考えられます。

視床や中脳では、ストレスにさらされて覚醒水準が上がること、つまり強い目覚めが生じたことが推測されます。

大脳皮質や海馬では、ストレス状況になんとかして対処しようという対処行動や、現在のストレス状況や対処などについて過去の記憶をさぐったり、現在の状況やその際の不安や恐怖を記憶したりといった働きと関連していると考えられます。

つまり脳のあらゆる部位を使ってストレスに対抗しようとしたことがわかります。

もちろん、ふつうに安静にしている状態でも、あるいは私たちが静かに本を読んでいるといった状態でも、生きているというだけで体の機能を維持するために常に一定量のノルアドレナリンの放出が生じています。しかし、拘束ストレスでみられたような極端な放出の亢進は起こりません。

それから考えると動物にとって拘束ストレスは非常に強いストレスであり、そのため広汎な脳部位で強いノルアドレナリン放出の亢進が生じたものと考えられます。では同じような強いストレスではどうでしょうか。

電撃ストレスによる脳のノルアドレナリン放出の変化

もうひとつの強いストレスと考えられ、昔から数多くの実験で用いられてきたのが電撃ストレスです。電撃ストレスも恐怖や不安などの情動を引きおこしますが、それと同時に痛みなどの身体的な要因も大きく関与するストレスです。

床が金属（ステンレス・スチール）の格子からなっている箱にラットを入れ、床から軽い痛みを足に感じるくらいの電流を通します。

電撃ストレスの場合も、拘束ストレスと同じように、検討したあらゆる部位でＭＨＰＧ－SO_4含量が、なにもしない対照群のラットにくらべて有意に増加しました。部位によっては拘束ストレスより強いノルアドレナリンの放出亢進が生じていました。

このことから、電撃ストレスも拘束ストレスと変わらないくらいか、もっと強いストレスであることがわかります。

そのとき副腎皮質ホルモンは？

ところで、ストレスのもっとも敏感な指標とされるのは副腎皮質から分泌される副腎皮質ホルモンで、ストレスホルモンとも呼ばれているくらいです。

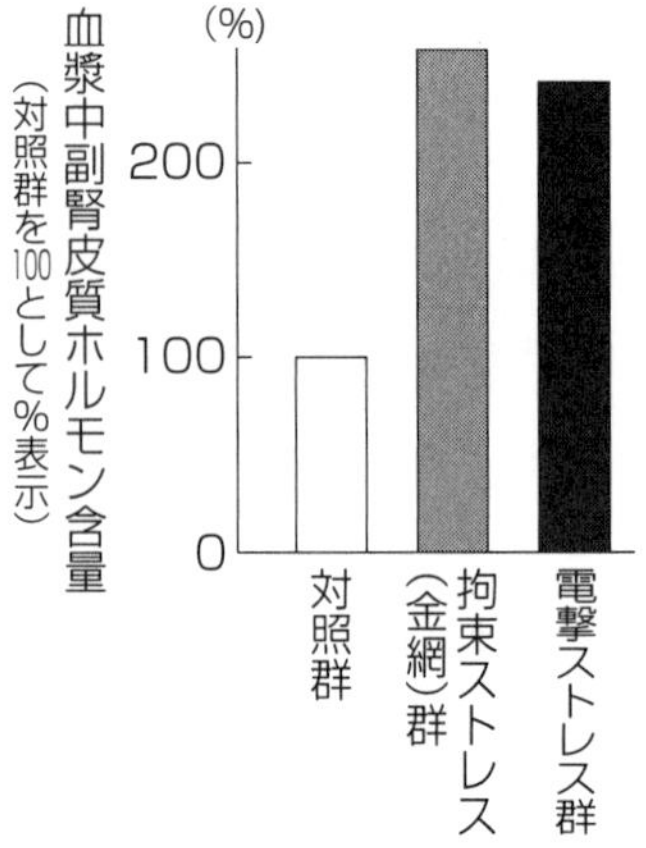

図4-3　金網による拘束ストレスもしくは電撃ストレスを１時間負荷したときの血漿中の副腎皮質ホルモン含量の変化

図４－３に示すように、血漿中の副腎皮質ホルモン含量は、拘束ストレスでも電撃ストレスでも著明に増加します。

この結果からも、これらのストレスが非常に強いストレスであることがわかります。

このように、拘束ストレス、電撃ストレスなどの強いストレスは血漿中の副腎皮質ホルモン含量を著明に増加させ、脳では広汎な部位でノルアドレナリンの放出を亢進させることが明らかになりました。

4　脳のノルアドレナリン放出の変化を直接証明

拘束は予想以上に強ストレスだった

拘束ストレスが脳のノルアドレナリン放出を亢進させると述べましたが、これはノルアドレナリン放出の状態をその代謝産物の変化から推測していることになります。ある意味では、放出の間接的な証拠で直接的な証拠とはいえません。そこで本当に放出が亢進しているかどうかを直接証明する方法が脳内マイクロダイアリシス法です（図3－10参照）。

その結果を図4－4に示します。プローブと呼ばれるごく細いチューブは、視床下部（前部視床下部）に植え込まれ、その部位のごく少量のノルアドレナリン含量を測定することになります。

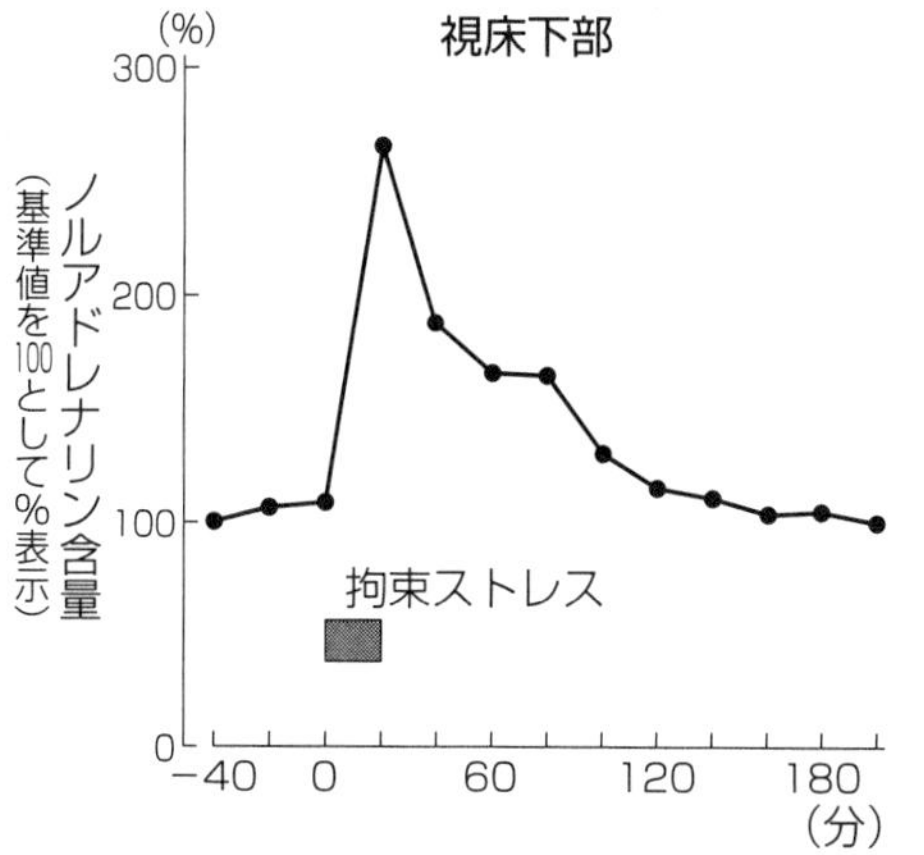

図4-4　拘束ストレスによるラット視床下部のノルアドレナリン放出の変化

視床下部を選んだのは、前述したようにこの部位には自律神経系や内分泌系の中枢があることと、不安や恐怖や怒りといった情動と密接に関係する部位だからです。

図4－4では縦軸にノルアドレナリン含量を、安静時の値を一〇〇として％で表示してあります。二〇分間ごとに集められたごく少量の灌流液中のノルアドレナリンの量が経時的に示されています。

ストレスが負荷される前に（この間はラットは自分のケージの中で自由にウロウロしています）放出されるノルアドレナリンの量は、ほぼ一定でほとんど変化していません。これが安静なときに使用されているノルアドレナリンの量と考えられます。

図4－4に網かけで示されたところで拘束ストレスが負荷されます。すると放出されるノルアドレナリンの量は一挙に安静時の約二・五倍に上がります。

これから拘束ストレスによってノルアドレナリンの放出が強く亢進することが明らかになりました。

この場合には拘束ストレスは二〇分間だけしか負荷されていません。その後の変化も興味あるものでした。二〇分間の拘束ストレスから解放されてから、二〇分後だけでなく四〇分後でも六〇分後でもノルアドレナリンの放出の有意な増加は続いています。その後ゆっくりと元の値まで回復していきます。

脳内マイクロダイアリシス法を用いて検討した結果からわかったことは、ひとつは拘束ストレスでは安静にしている状態にくらべて、はるかに強いノルアドレナリンの放出の亢進が起こるということです。このことは脳の各部位についてノルアドレナリン含量とMHPG－SO_4含量を測定した結果から示されたことですが、それがマイクロダイアリシス法を用いた検討によって確かめられたといえます。

解放されてもストレス反応はすぐに止まらない

もうひとつ、マイクロダイアリシス法で検討してはじめてわかったことがあります。

それはストレスで引きおこされたノルアドレナリンの放出の亢進は、ストレスから解放されてもすぐには元に戻らず、一定の時間が経ってから元に戻ってくるということです。

マイクロダイアリシス法では、ストレスによるノルアドレナリンの放出を同じ個体について時間的な変化としてとらえることができます。そのためわかった生体反応の特色があります。

交通安全の標語に「飛び出すな　車は急に止まれない」という言葉がありますが、生体も「急には止まれない」という特色をもっています。

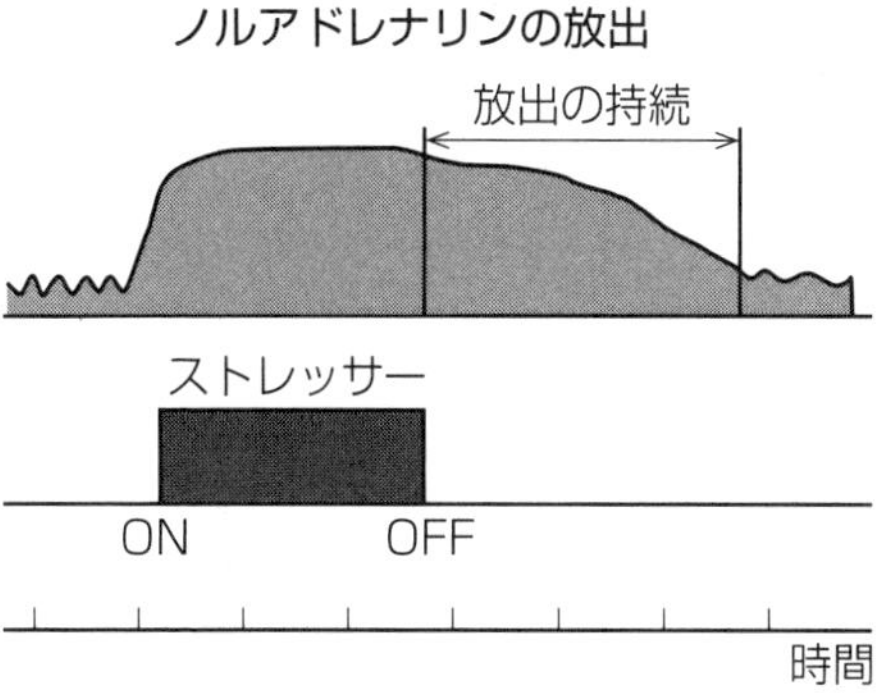

図4-5　ストレッサーのONとOFFとノルアドレナリンの放出

図４－５はストレスにさらされたときの脳のノルアドレナリンの放出の時間的な経過を模式的に示したものです。先に示したマイクロダイアリシス法の結果を模式的に示したものと考えていただいて結構です（図４－４参照）。

さて、図４－５でストレッサーと書いてあるところのＯＮの部分でストレス負荷が開始され、ＯＦＦの部分でストレッサーはなくなります。たとえば電撃ストレスならＯＮで床の格子に電流が流れ、ＯＦＦの部分で電流が止められます。もし拘束ストレスなら、ＯＮで金網に入れられ、ＯＦＦで金網から出されるといったようになります。

このように実験条件としてのストレス負荷には、明確な

ＯＮとＯＦＦとがあり、きちんとＯＮとＯＦＦを設定することができ、しかもそれはほとんど瞬間的に切りかえられます。つまり、ＯＮになればストレスは絶対的に負荷されますし、ＯＦＦになれば絶対的にストレスから解放されます。

しかし、生体の反応はそんなに機械的にはいきません。図４－５はノルアドレナリンの放出の変化ですが、確かにＯＮでノルアドレナリンの放出の亢進は生じますが、ＯＦＦになってもすぐには放出の亢進は元に戻りません。戻り方はそんなに機械的ではなく、一定の時間をかけて徐々に元に戻っていきます。これは生体の大きな特色であると考えられます。

私たちの体はＯＦＦになっても、つまり刺激が終わっても、生体としての反応を終息させるのに一定の時間が必要なのです。生体はこのような特色をいろいろもっています。たとえば筋肉の収縮をみても、一度収縮したら次に収縮するための準備を瞬間的にしています。それをしないと次の刺激に応じられないのです。

さらに、実際にはすでにストレスから解放された状態であっても、ストレスによって生じた体の反応が元に戻るのには一定の時間を要するということは興味のあることです。このことは、私たちがあわや交通事故に遭いそうになり、なんとか無事だったといったとき、後から動悸がしてきたり手のひらに汗が出てきたりする経験などに似ているように思います。

明確にＯＮとＯＦＦがあるストレスの提示のようには生体は反応できないという特色、車と同じように「急に止まれない」という特色もストレスと生体の関係を考えたり、ストレス対処を考えたりするうえで大切なことと思われます。

このように脳内マイクロダイアリシス法は時間経過をみるのには優れています。しかし、脳に植え込むことができるプローブの数が多くの場合は一本ですから、もっと多くの脳部位の状態について知るためには、脳各部位のMHPG－SO_4含量を定量するほうが優れています。

そこで本書では主に脳の各部位のMHPG－SO_4含量の結果について示し、必要なときには脳内マイクロダイアリシス法での結果について示していきたいと思います。

第5章　心理的ストレス

1　心理的ストレスによる脳の変化

物理的要因を排除したコミュニケーション箱

私たちは拘束ストレスや電撃ストレスで生じる脳のノルアドレナリン放出の亢進について、学会で発表をおこなってきました。しかし、その際によく言われたのは、ストレスがヒトのストレスとはかけ離れすぎていることや、確かにストレスの変化かもしれないが、電撃や金網で拘束される痛みといった体に加えられる物理的な刺激のためにこのような変化が生じたのではないかという批判でした。

確かにヒトのストレスの場合には、ホームズとレイの尺度（表1－2参照）でみるように、その大部分が心理的なものからなっています。そこで、できるだけヒトのストレス状況に似た場面を、動物を対象にして設定できないだろうかと考えました。

そこで思いついたのがコミュニケーション箱という装置でした。

この箱は小川暢也愛媛大学名誉教授らが考案された装置で、もともとマウスとマウスとの間で情動が伝えられるかという実験に用いられたものでした。私たちはそれをラット用に変更しました。図5－1に示すようにコミュニケーション箱は、横と縦が約一メートルのプラスチック製の箱で、床は電撃を加えるためのステンレス・スチールの格子からなっています。箱の内部は、透明なプラスチックの壁で二五の区画に区切られています。この箱の各区画にラットを一匹ずつ入れ、床から電撃を加えます。

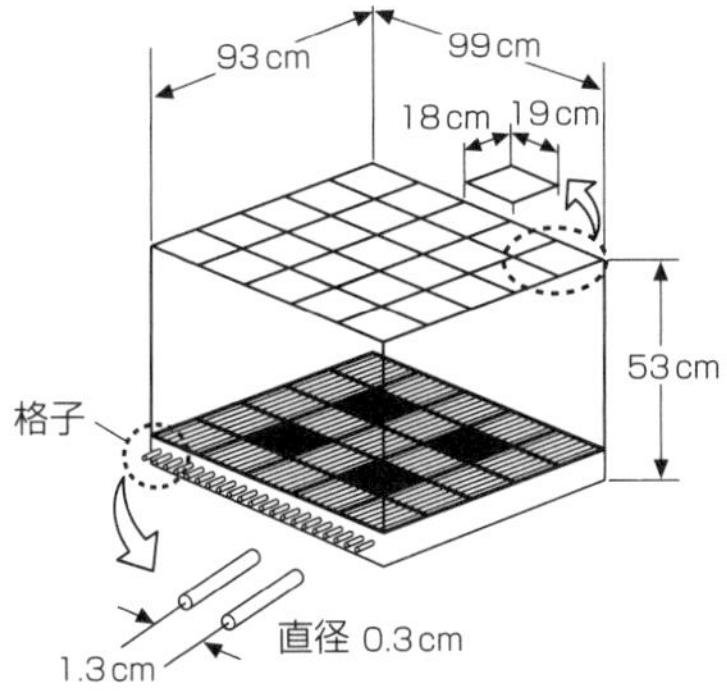

図5-1　コミュニケーション箱

その際、図5－1の黒く塗りつぶされている区画の床には、プラスチック製の板を敷いておきます。こうすることで、この区画に入っているラットは、プラスチック製の板のおかげでまったく電撃を受けなくてすむことになります。

しかし、自分の周りのラットは電撃がきますから、これらのラットは跳び上がったり、もがいたり、鳴いたり脱糞したり、排尿したりします。プラスチックの板が敷かれた区画のラットは、確かに電撃そのものを直接受けることはありませんが、電撃を受けたラットが示す跳び上がり、鳴き声などの情動反応にさらされることになります。

電撃がかなり直接的な、身体的な、あるいは物理的なストレッサーであるのに対して、この状況は電撃のような大きな物理的な要因が直接には関与しない、かなり情動要因からなるストレッサーということで、私たちはこの状況を心理的ストレスと呼ぶことにしました。心理的という呼び方がやや乱暴な言い方であったかもしれませんが、私たちの意図は、できるだけ電撃や拘束のような、物理的もしくは身体的要因の関与を排除したストレスという意味を込めた心理的ストレスという呼び方でした。

心理的ストレスのほうが軽微?

さて、その心理的ストレスではどんな結果が得られたのでしょうか。

図5－2に示すように、電撃ストレスでは検討した八部位すべてでMHPG－SO4含量が著明に、有意に増加していますので、広汎な脳部位で強いノルアドレナリン放出の亢進が生じることが明らかです。

心理的ストレスの結果は電撃ストレスとは大いに異なっています。心理的ストレスでは検討した部位のうち、ノルアドレナリンの放出が亢進したのは、わずかに視床下部、扁桃体、青斑核(図5－2は最初の実験結果なので、そのときは青斑核はまだ検討されていませんでしたが、その後の実験で確認されました)の三部位だけでした。

しかも、その程度は電撃ストレスや拘束ストレスによって生じるノルアドレナリン放出の亢進とくらべるとずっと小さいものでした。ただ、興味あることは、これら三部位は不安や恐怖などの情

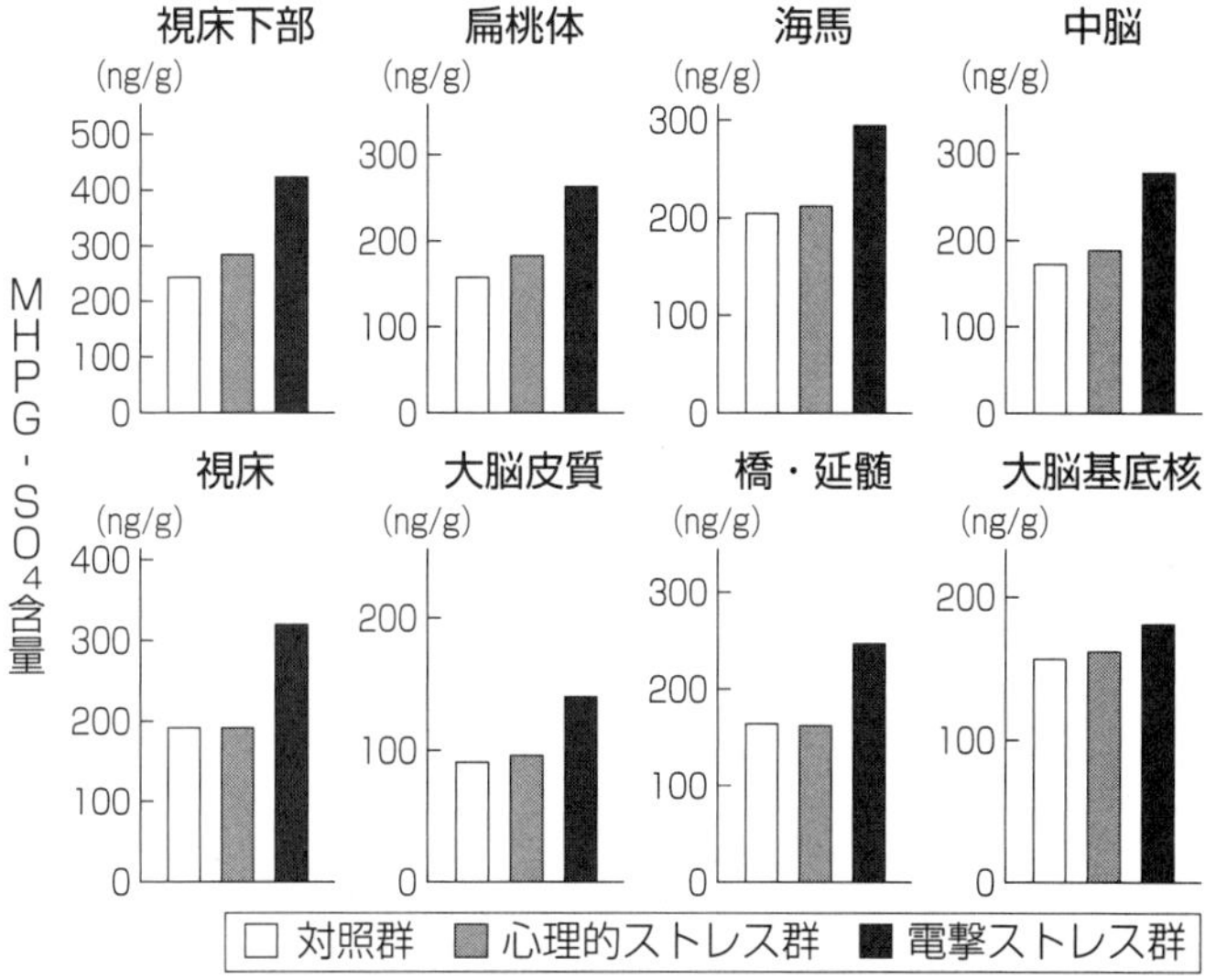

図5-2　1時間の電撃ストレスもしくは心理的ストレス負荷時の脳各部位のノルアドレナリン放出に及ぼす影響

動と密接に関係する部位ということでした。

このように心理的ストレスでは、すべての脳部位ではなく、情動と特に関係した三部位で選択的にノルアドレナリン放出の亢進が生じることが明らかになりました。

私たちを取りまくストレスの多くは心理的なものです。しかし、心理的ストレスによる脳のノルアドレナリン放出の亢進が生じるのはわずかに三部位で、しかも放出の亢進の程度も拘束ストレスなどにくらべて小さいというラットの実験の結果からは、心理的ストレスのほうがより軽微であることを示唆しているようです。

本当にそうなのでしょうか。

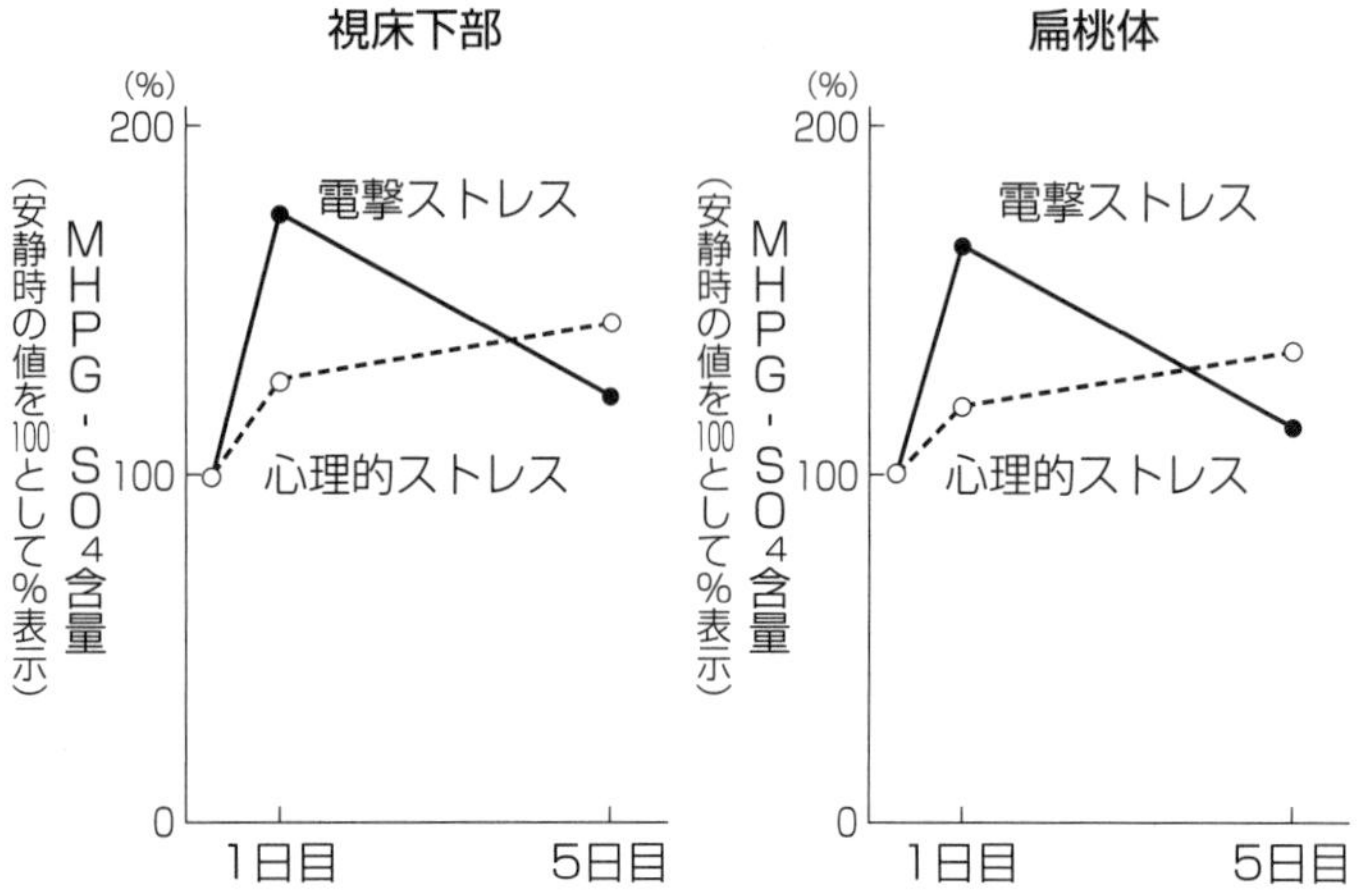

図5-3　電撃ストレスもしくは心理的ストレスを１日１時間、５日間連続して負荷したときの視床下部（左）と扁桃体（右）のノルアドレナリン放出の変化

そこで次のような実験を組んでみました。それは、ストレスが繰り返されたらどうなるかという実験です。

軽微な心理的ストレスも繰り返すと増強される

一日一時間の電撃ストレスもしくは心理的ストレスを、五日間連続して負荷したらどうなるかについて検討しました。

その結果は図５－３に示すとおりで、視床下部でも扁桃体でも、確かに最初の日は心理的ストレスにくらべると電撃ストレスのほうが、ノルアドレナリン放出の亢進がはるかに強いという今までの結果を裏付けていました。

大きく違っていたのは五日目の結果でした。電撃ストレスでは視床下部でも扁桃体でもストレスが繰り返されることによって、ノルアドレナリン放出の亢進が一日目から五日目にかけて大きく減っています。それに対して、心理的ストレスの場合には、むしろその逆で、一日目から五日目にかけて減弱するどころか、むしろ増加するという興味ある結果が得られたのでした。

これらの結果からどんなことが示唆されるでしょうか。端的にいえば物理的ストレスには慣れやすいが、心理的ストレスには慣れにくいということのようです。

私たちを取りまくストレス、それには主として身体的要因が関与するストレスもあれば、逆にほとんどが心理的要因からなるストレスなどいろいろあると思われます。

この実験は暑さや寒さといった主に物理的要因が主となるようなストレスには慣れやすいのに、職場に嫌な上司がいるといった心理的ストレスでは、最初は軽微な脳の変化であっても、毎日そのストレスにさらされるといったように、それが繰り返されると慣れるどころか、その変化がかえって増悪《ぞうあく》してくるといったことを想像させる結果となったのでした。

2　恐怖条件づけという心理的ストレス

出来事と不快な感情をセットで記憶

ヒトのストレスを考えるときに、できるだけ身体的要因が関与しないで主として心理的要因だけが関係するようなストレスの状況を、動物実験の場で設定することは重要なことです。

そのため私たちはコミュニケーション箱を利用した心理的ストレスという状況を設定しましたが、それ以外に、同じように心理的要因が主として関与する状況があります。それは恐怖条件づけというストレスです。

この状況では、まずラットを箱に入れ、床から一時間だけ電撃を加えます。その後はラットを箱から出して、自分のケージに戻してやります。そこではエサも水も自由にとることができます。一定時間後に（これは実験の内容によって異なりますが、最初は二四時間後としました）、再び電撃を受けた同じ箱に入れますが、今度は電撃はまったく与えられません。

このストレスは、一度電撃という不快な経験をした場所に、単に再び戻されるというストレスです。

これは私たちの日常生活で非常に多く経験されるストレスと思われます。会社で上司からひどく叱られた部屋などがなんとなく嫌になるといったことも、そのような不快な経験を思い出しているからです。私たちが嫌な経験をすると、あることで叱られたといったそのときの状況だけでなく、そのときに経験した不快な感情も一緒に記憶されてしまいます。これを情動記憶といいます。つまり、【出来事】＋【不快な感情】をセットとして記憶していることが多いのです。ですから、その状況を思い出すときに、不快な感情も一緒に引っ張りだされてくるものと考えられます。

私たちが日常生活でいつも体験することは、このような形で記憶に残されていることが非常に多いので、このストレスは日常的によく経験されるストレスといえます。

これをもっとも単純化したものが恐怖条件づけストレスといえますが、このストレス状況では実際には電気ショックは受けませんから、いわば見えない敵というストレスに脅《おび》えている状況ともいえます。

世界初——脳からのノルアドレナリン放出を証明

実験では、最初に電撃を受けてから二四時間後に、一時間だけ箱に入れられたときの（このときには実際に電撃は受けません）血漿中のストレスホルモンである副腎皮質ホルモンと脳のノルアドレナリン放出の変化を調べました。

その結果は図5-4に示すとおりで、電撃を受けた後に再び箱に入れられるだけで、副腎皮質ホルモン含量は増加し、脳のノルアドレナリン放出は心理的ストレスと同じように視床下部、扁桃体、青斑核で亢進しました。

図5-5には、これら三部位のノルアドレナリン放出の経過をマイクロダイアリシス法で確かめた結果を示しています。それぞれの実験は別々におこなわれましたが、図5-5では一緒に並べています。縦軸はノルアドレナリン放出を示しています。図の左に「箱」と書かれているのは、ただ箱に入れられたことを示しています。

いずれの脳部位でも、最初に箱に入れられただけでは、ノルアドレナリン放出はほとんど変化し

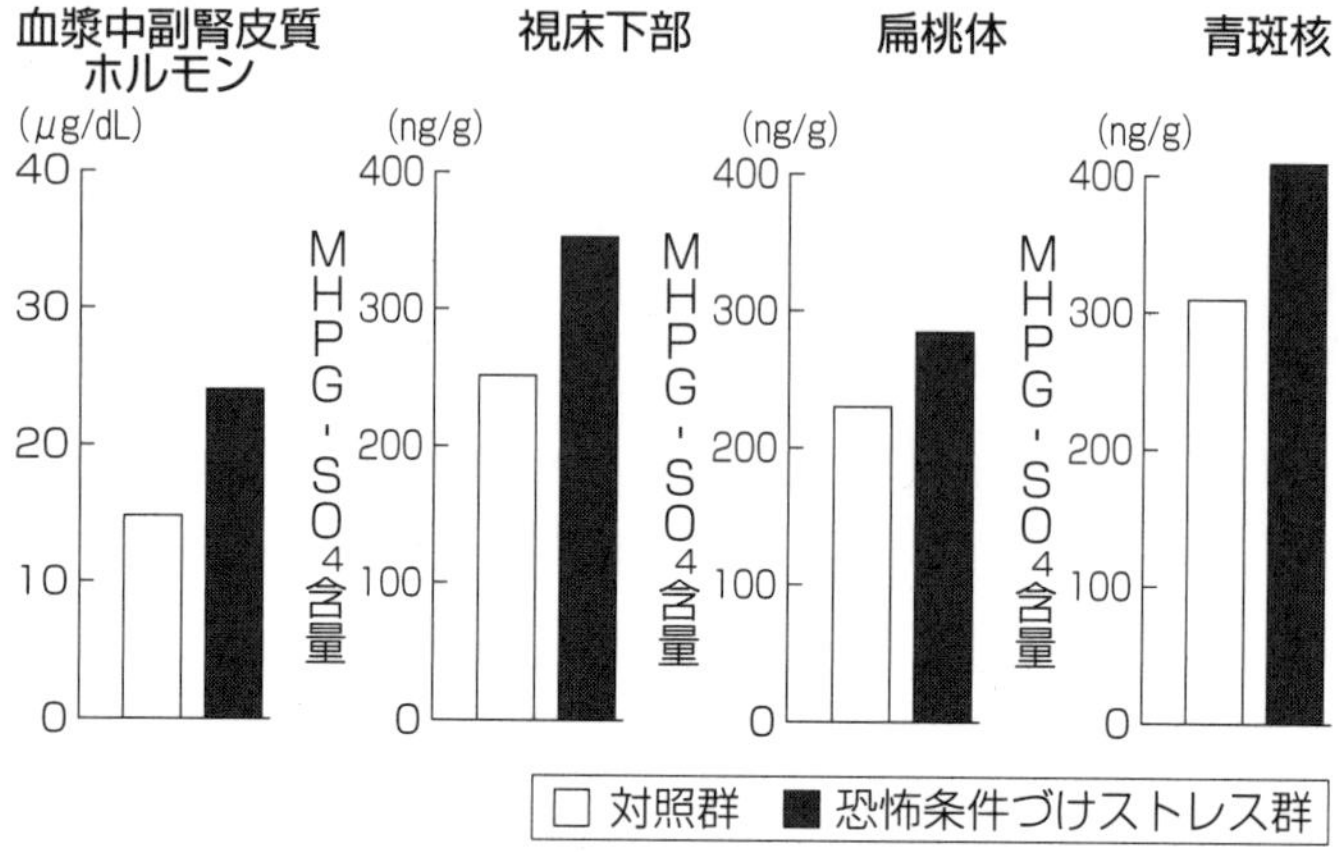

図5-4　恐怖条件づけストレスによる血漿中副腎皮質ホルモン含量および視床下部、扁桃体、青斑核のノルアドレナリン放出の変化

ません。

そこで「電撃」と書かれたところで床から電気ショックがきます。すると直接ショックを受けますから、ノルアドレナリンの放出が著明にしかも有意に増加します。この増加は検討した三部位すべてで認められています。

そこでラットをいったん自分のケージに戻して、エサも水も自由にとれるようにして、実験によっては少し異なっていますが、ほぼ二時間経って増加していた脳のノルアドレナリン放出が元に戻ったところで、再び箱に入れます（図5－5の右側の「箱」と書かれているところ）。しかし、今度はショックはいっさい受けません。電気ショックを受けたという嫌な経験をした箱にもう一度入るという操作だけを受けます。この部分が恐怖条件づけと呼ばれるストレスになります。

ところが、直接ショックを受けていないにもかかわらず、最初になにも知らないで箱に入れられただけでは変化しなかったはずのノルアドレナリンの放出が、もう一度箱に入れられるという操作だけですべての部位で有意に亢進しました（図5－5）。

恐怖条件づけというストレスで、これらの部位でノルアドレナリン放出が亢進するという報告は先駆的なものとなりましたが、とくに扁桃体でマイクロダイアリシス法を用いてそれを証明したのは世界でも最初の報告だったのではないかと思います。

このように、不快な経験をした場所に再び入れられるということで、不安や恐怖と関係した脳部位である視床下部、扁桃体、青斑核のノルアドレナリン放出が亢進するということは、私たちの日常のストレスを考えてい

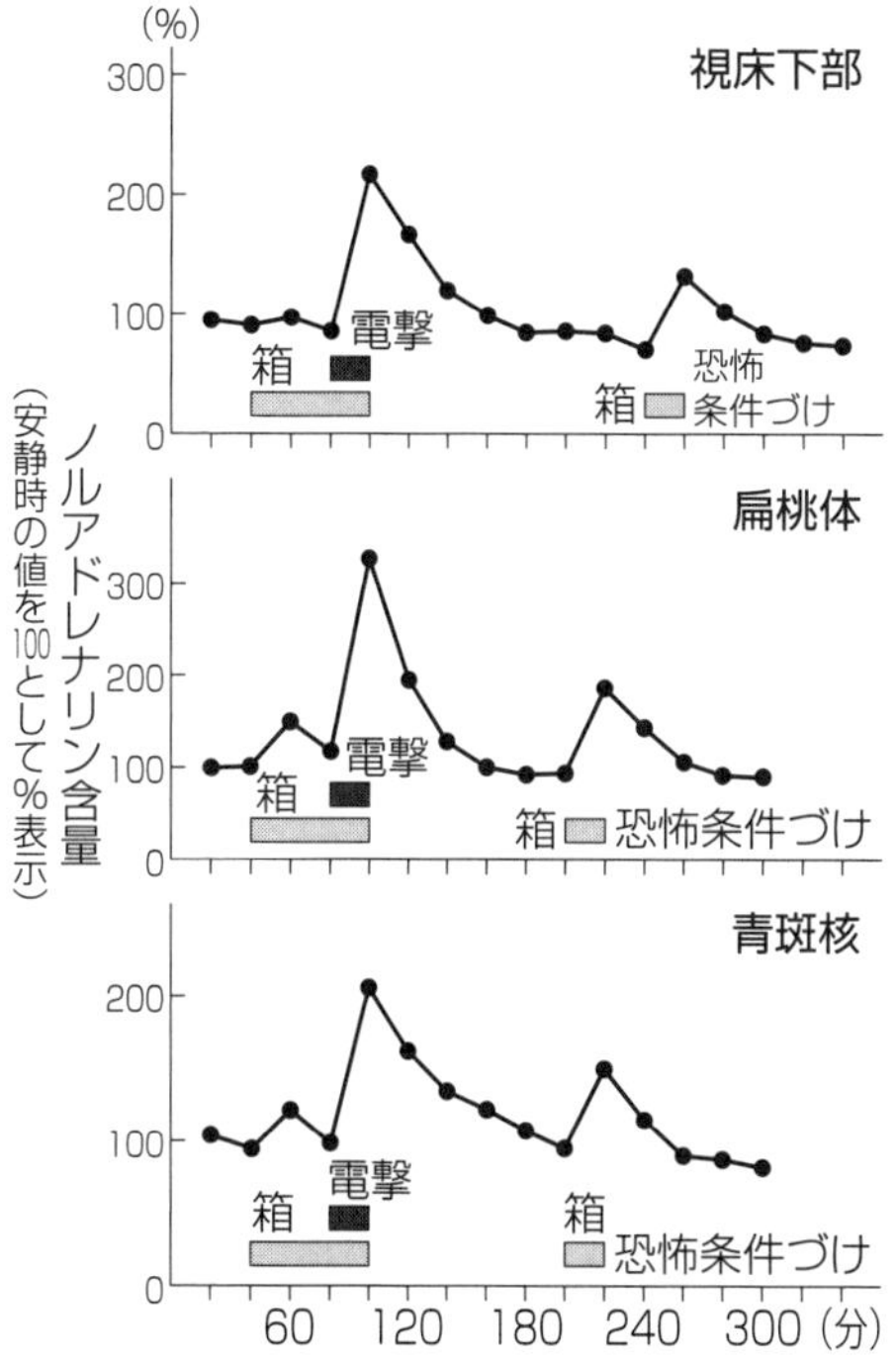

図5-5　ラット前部視床下部、扁桃体（外側核と基底外側核）、青斑核のノルアドレナリン放出に及ぼす恐怖条件づけの影響

くうえでもきわめて示唆的なことです。

過去の嫌な経験を思い出してもストレス反応が起こる

図5-6は恐怖条件づけのときの脳のノルアドレナリン放出の変化の仕方を模式的に示したものです。最初には確かに電気ショックというストレスを直接受けるためにノルアドレナリンの放出が亢進します。これはもちろん電気ショックという痛みを伴う直接的な刺激のために引きおこされたものです。

しかし、二回目に箱に入れられるとき、つまり恐怖条件づけのときには電気ショックはまったく受けていません。嫌な経験をした箱に再び入るということ、そのことが生体にストレス反応を引きおこしてしまっていることになります。

つまり、何回もいいますが図5-6に点線で示したように、直接のストレスとなる電気ショックそのものは実際にはないのです。

このようなことは私たちの日常生活のなかではしょっちゅう起きていることではないでしょうか。

たとえば、ある人が上司から強く叱責されたとします。これはラットでは電気ショックのようなもので、上司の叱責は体にストレス反応を生じさせる直接的なストレスといえるでしょう。

しかし、その人が帰宅してそのことを思い出しているとき、それも恐怖や怒りや不安や抑うつといった、きわめて不快な情動を伴いながら思い出しているときを考えてみてください。このときにはもう目の前には上司はいません。目の前に昼間のような直接的なストレスはないにもかかわらず、体そのものは、あたかも上司から叱られているかのようなストレス反応を完全にしてしまっていることになります。ただ、直接的なストレス反応でないだけ、ノルアドレナリン放出の程度は強くはなっていませんが、変化の方向としては同じです。つまり、ストレスのないストレス反応、自分でつくりだしたストレス反応といえるかもしれません。

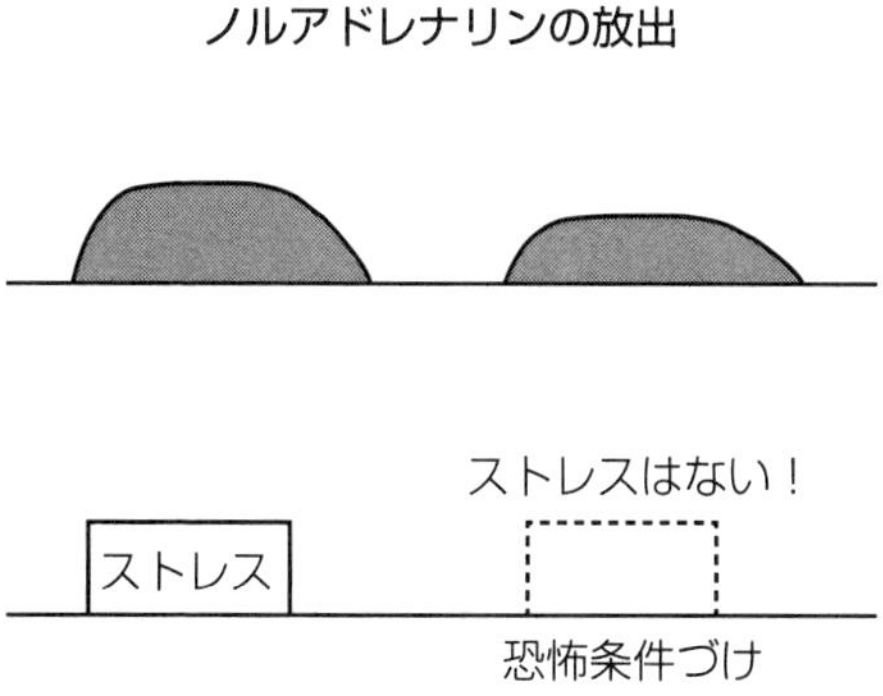

図5-6　恐怖条件づけストレスのときの脳のノルアドレナリン放出の模式図

　昼間の不快な出来事を家に帰ってもいつまでもくよくよと考えているといったように、恐怖条件づけストレスと似たことは私たちが日常茶飯事に経験していることだと思います。

　このように、ストレスというのは直接的にそれにさらされているときだけがストレス状態にあるのではなく、目の前に直接的なストレスがなくても、不快な情動とともに過去のストレス状況を思い出しているときは、脳も体もストレス状況に近い反応をしているということには大いに注意をしておく必要があるようです。

　いつまでもくよくよ考えないためにも、場面や気持ちの切りかえがストレス対処に必要であることを、恐怖条件づけの実験は教えてくれたのでした。

第６章　活動性ストレスは過労死モデルか？

1　活動性ストレスとは？

回転籠つきケージでエサが制限されると？

もうひとつ違った形のストレスをここで紹介しておきます。それは活動性ストレスと呼ばれるものです。

活動性ストレスというのは、米国のメリーランド州のボルチモア郊外にあるパブロフ研究所のパレ教授とハウザー主任研究員によって始められた実験方法です。

この方法では動物の活動性が異常に亢進し、他のストレスにさらされたのと同じかそれ以上の身体変化が生じますので、パレ教授らは活動性が異常亢進するストレス状況という意味から、活動性ストレスと呼ぶことにしました。

この実験を構成している要因は二つあります。

ひとつは、ラットを通常の飼育ケージではなくて、図６－１に示すような回転籠のついたケージ

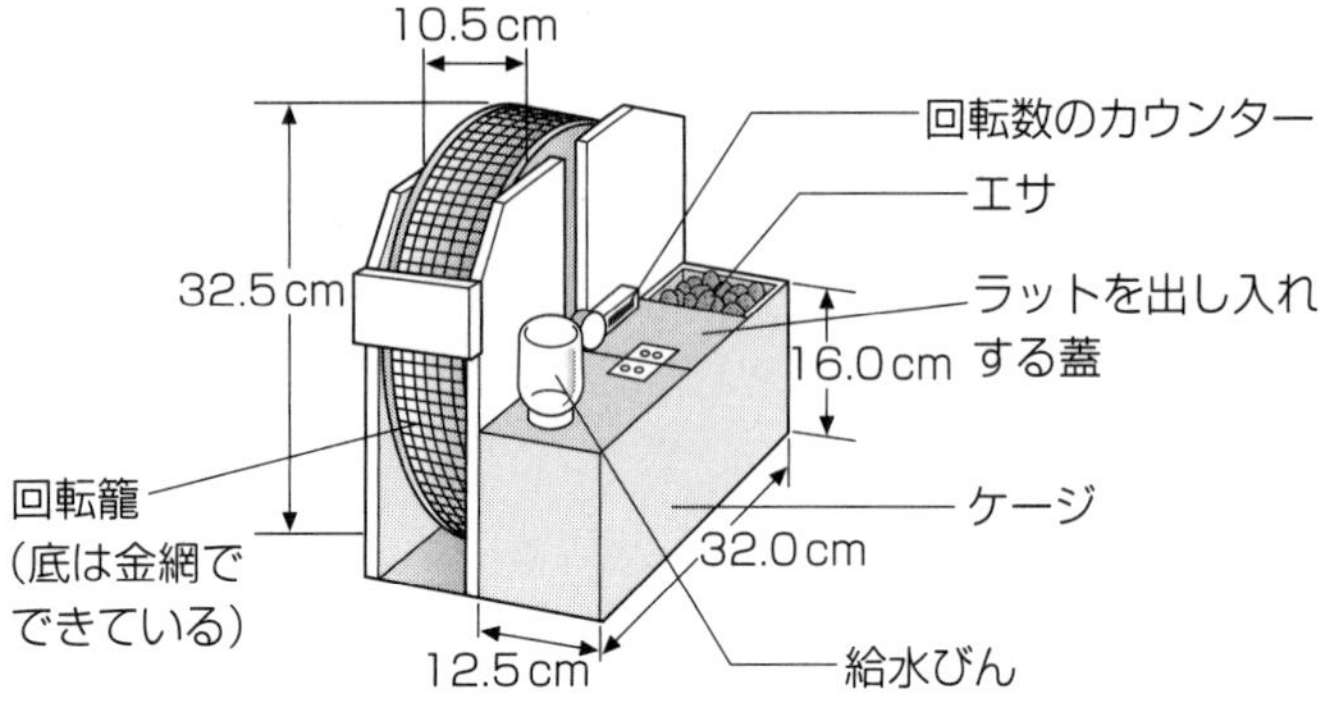

図6-1　回転籠つきケージ

で一匹ずつ飼育することです。

もうひとつは、エサを食べる時間、つまり摂食時間を一日に一時間というように極端に制限することです。

回転籠は直径三二・五センチメートル、幅が一〇・五センチメートルの金網でできた籠で、その中にラットが入って自由に籠を回すことができるようになっています。籠の回転数は自動的に記録されます。

この籠には縦横一二・五×三二センチメートル、高さ一六センチメートルのケージが付属してついており、ラットは自由に籠とケージの間を行き来できるようになっています。そのためラットは気が向けばいつでも回転籠を回すことができます。

また、このケージには給水びんとエサ入れがとりつけられていますので、ふだんは自由にエサと水がとれるようになっています。

この状態でラットがエサを食べることができる時間が制限されます。

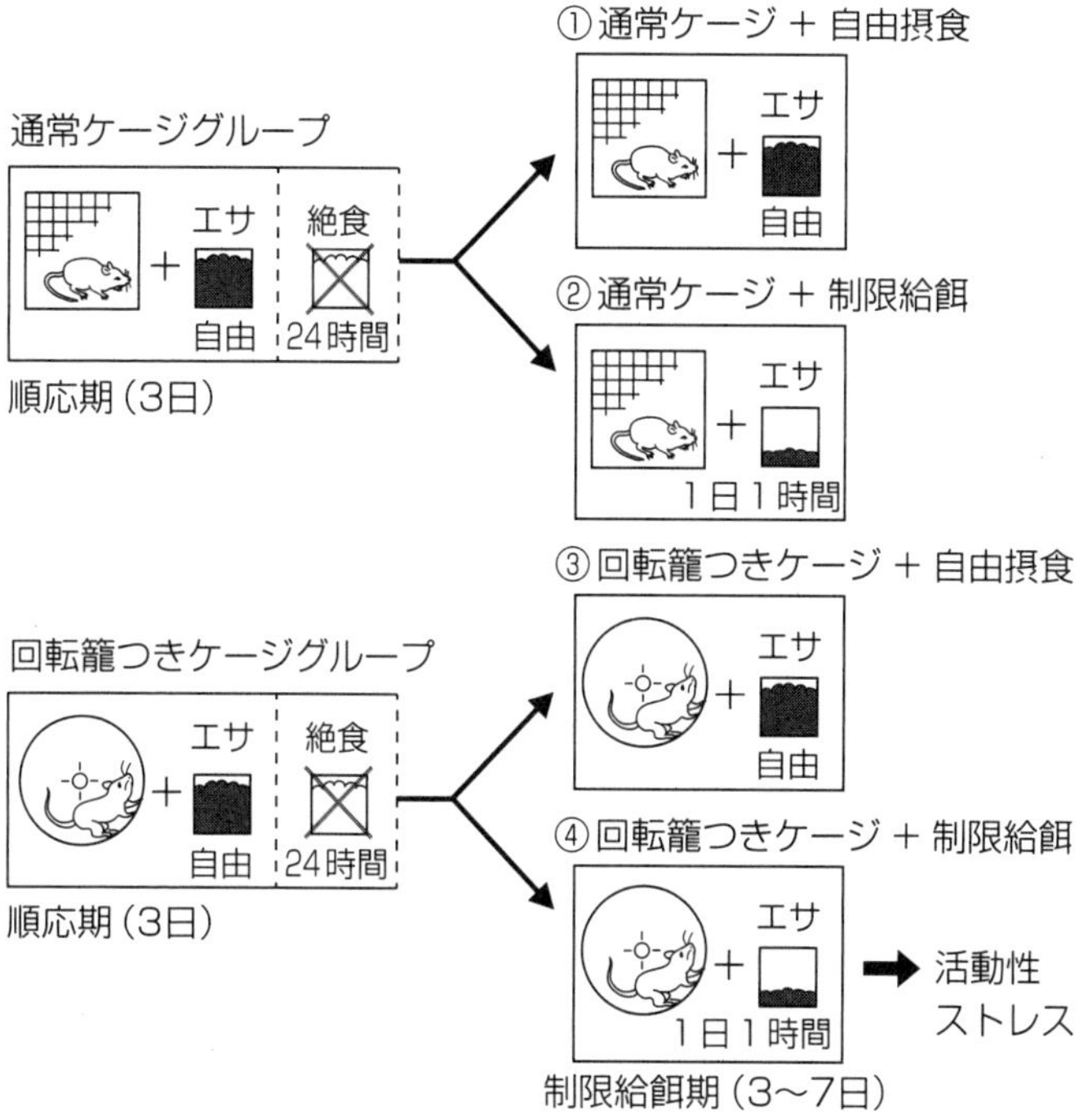

図6-2　活動性ストレスの実験方法

つまりラットが回転籠つきケージでの個別飼育と制限給餌という二つの条件下におかれるストレス状況ということで、あとはラットの行動にまかされているというきわめて特異的なストレス状況です。その意味では直接電気ショックを受ける、金網で拘束されるといったストレス状況とはかなり異なったストレス状況といえます。

図6-2に示すように、私たちは、ラットを通常のケージで飼育するグループと回転籠つきのケージで飼育するグループの二つに分け、最初にそれぞれのケージでエサも水も自由にとれ

るようにして三日間飼育する順応期という期間を設けました。

その後一日絶食した後、それぞれのグループをさらに、自由にエサが食べられる自由摂食グループと一日に一時間しかエサが食べられない制限給餌グループとの二つに分けました。

その結果次の四つのグループが設定されたことになります。

①通常のケージで飼育＋自由に摂食

②通常のケージで飼育＋制限給餌一時間

③回転籠つきケージで飼育＋自由に摂食

④回転籠つきケージで飼育＋制限給餌一時間

図6－2の④のグループが活動性ストレス群ということになります。

制限給餌では一時間だけエサを食べ、水を飲むことができますが、それ以外の時間はエサ箱も給水びんも取り外されていますので、エサをとることも水を飲むこともできません。

回転籠つきケージで飼育されるラットは、自由に籠とケージとの間を行き来できますので、気が向けばいつでも回転籠を回すことができますし、逆に嫌ならずっとケージのほうにいて、とくに籠を回さなくても済むようになっています。つまり、籠を回すということは強制されているわけではなく、ラットの自由意志ということになります。では、このような状態でどんな変化が生じるのでしょうか。四つのグループで違いがみられたでしょうか。

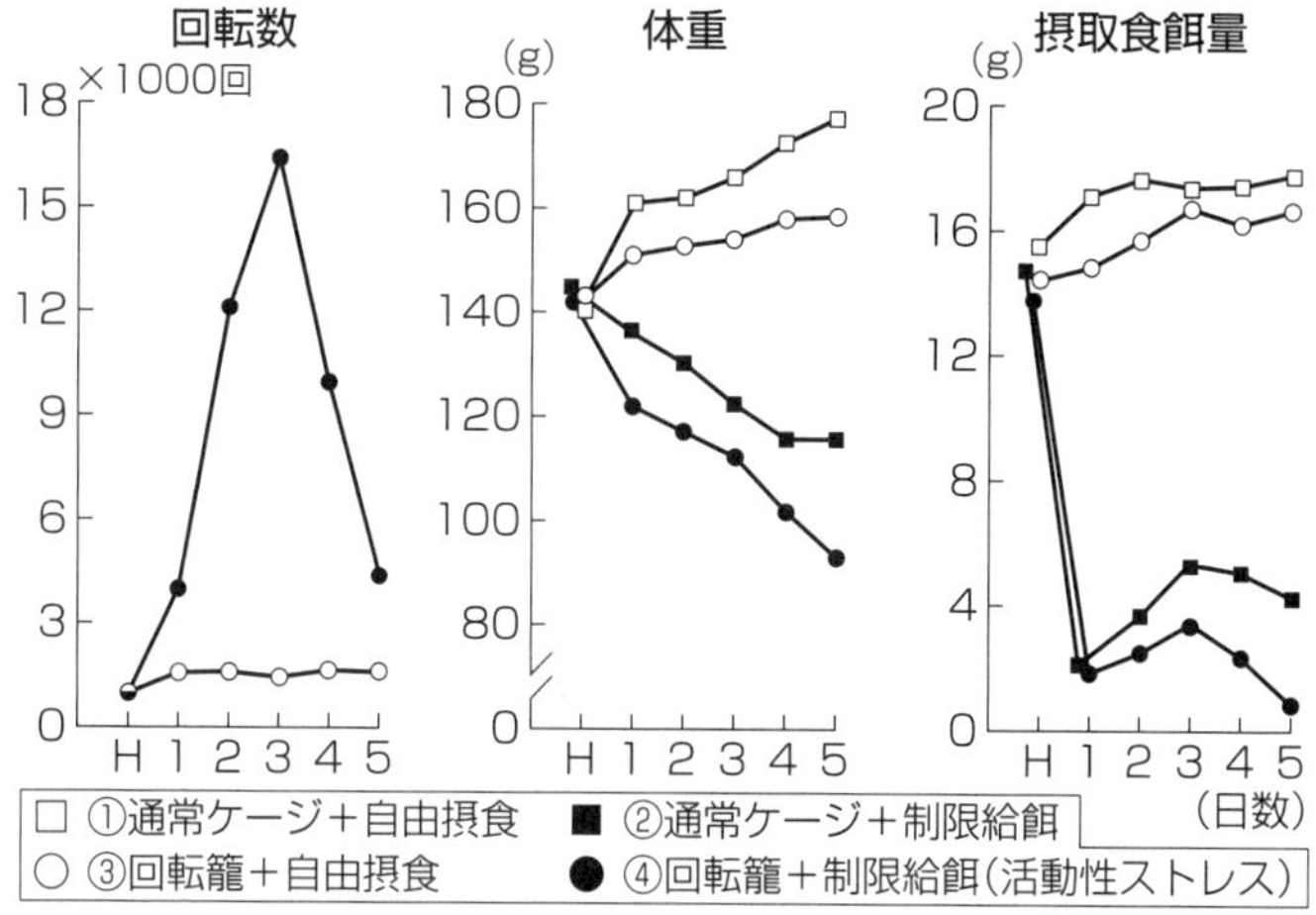

図6-3　活動性ストレスによる回転籠の回転数（左）、体重（中）、摂取食餌量（右）の変化　H:順応期（3日間の平均）

異常行動と突出したノルアドレナリン放出

これらの四つのグループについて、食べたエサの量、体重の変化を調べました。そのほかに回転籠つきのケージで飼育されている二つのグループについては一日の回転籠の回転数を調べました。

図6－3に示すように、いちばんエサの摂取量が多く体重が増えたのは、①の通常ケージで飼育され自由に摂食できるグループで、③の回転籠つきケージで飼育されますが自由に摂食できるグループがそれに次ぎました。このようにエサの摂取量や体重の維持には、一日にどのくらいエサを食べる時間があったかが大きく影響しており、飼育されているケージの違いは影響していませんでした。

そのため制限給餌を受けた②と④の二つのグ

ループでは、ケージの違いとは関係なくエサの摂取量が大きく減少し、体重が減少しています。しかし、この二グループ間で比較すると、④の回転籠つきケージで飼育して、制限給餌一時間という、いわゆる活動性ストレス群で、もっとも大きくエサの摂取量が減少し、体重がもっとも大きく減少していました。いったいこのグループのラットは、この間どんな生活をしていたのでしょうか。

それを明らかにしてくれたのが回転数の変化でした。

図6-3に示すように、ただ単に回転籠つきのケージで飼育されただけで、自由にエサをとることができた③のグループでは、一日あたりの回転数はほとんど変化していません。

しかし、回転籠つきケージで飼育されているラットが、エサを食べることができる給餌時間をわずか一時間に制限されると、自発的に回転籠を回すようになってきます。ラットが主に活動する活動期は、ヒトとは逆に夜間期ですから、ふつうのラットは夜間期に活動性が高まり、昼間期には寝ているという活動のリズムを示します。しかし、給餌時間が一時間に制限されると、本来はほとんど動かない昼間期にも回転籠を回すようになり、このような本来のリズムがすっかり乱されてしまって、一日中走っているという状態になります。

しかも、回転数は日を追うごとに増加していき、一日に一万四〇〇〇〜一万六〇〇〇回といった回数になり、極端なラットでは二万回、距離にしてなんと二〇キロメートルも走っていることになりました。

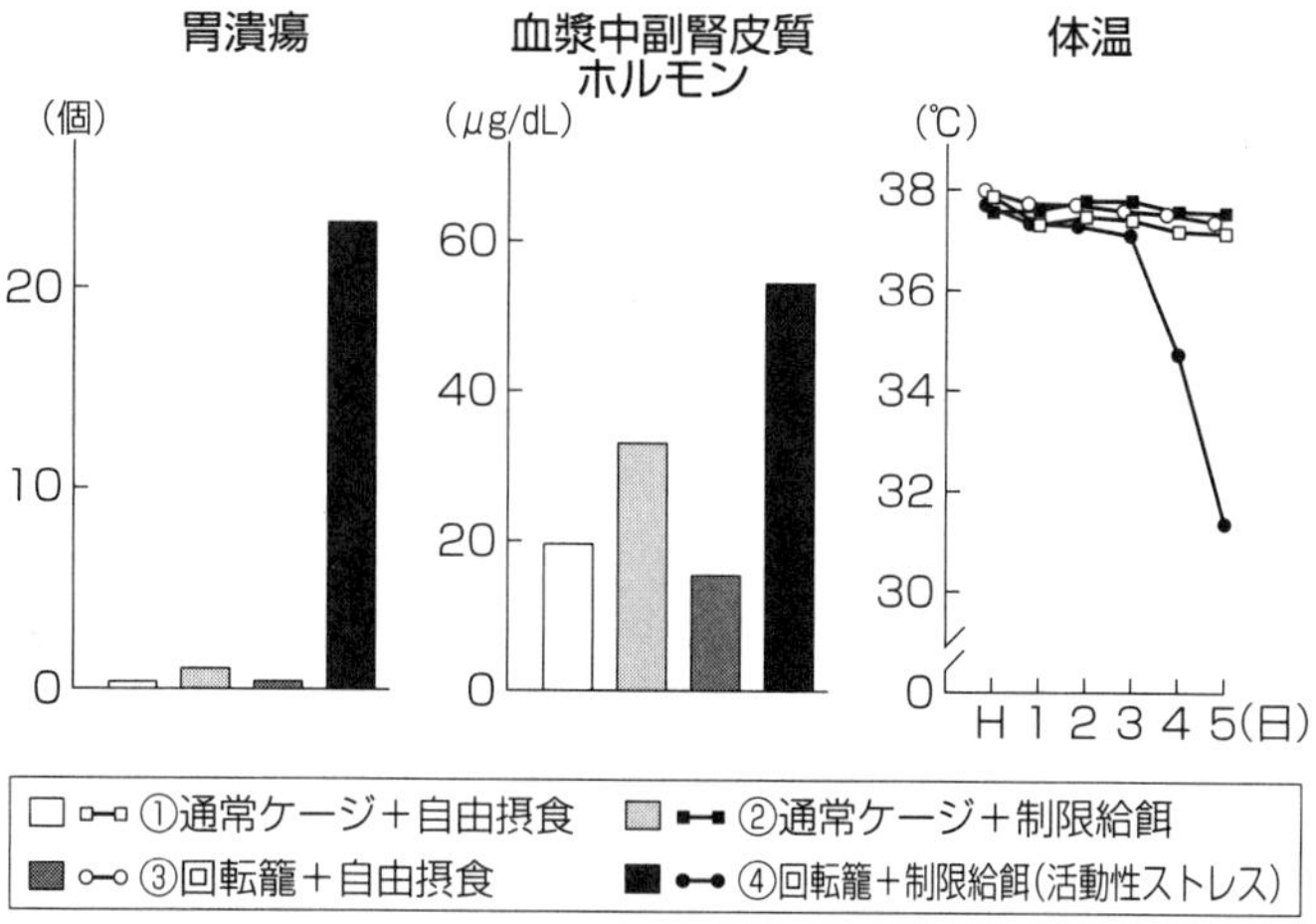

図6-4　活動性ストレスによる胃潰瘍、血漿中副腎皮質ホルモン含量、体温の変化

しかし、その後は三日目から五日目にかけて、急激に回転数が減少し、それに伴い極端にエサを食べなくなり、体重も激減し、体温の急激な低下をきたして、最終的に死亡してしまうラットまでも出現しました。

④の活動性ストレス群以外の群では、もちろん死亡例はみられませんでした。しかし、一群二四匹で行った他の実験では、二四匹の活動性ストレス群での死亡は、三日目で一匹、四日目四匹、五日目九匹と、実験最終日としていた五日目では死亡合計一四匹、活動性ストレス群のラットの実に半数以上が死亡するという恐ろしい結果が出たのでした。

死亡する前のラットは、まぶたを半分閉じて、毛は逆立てたままで、体を丸めてじっとして動かないといった状態で、行動からみたら疲はい状態の特色を示していました。

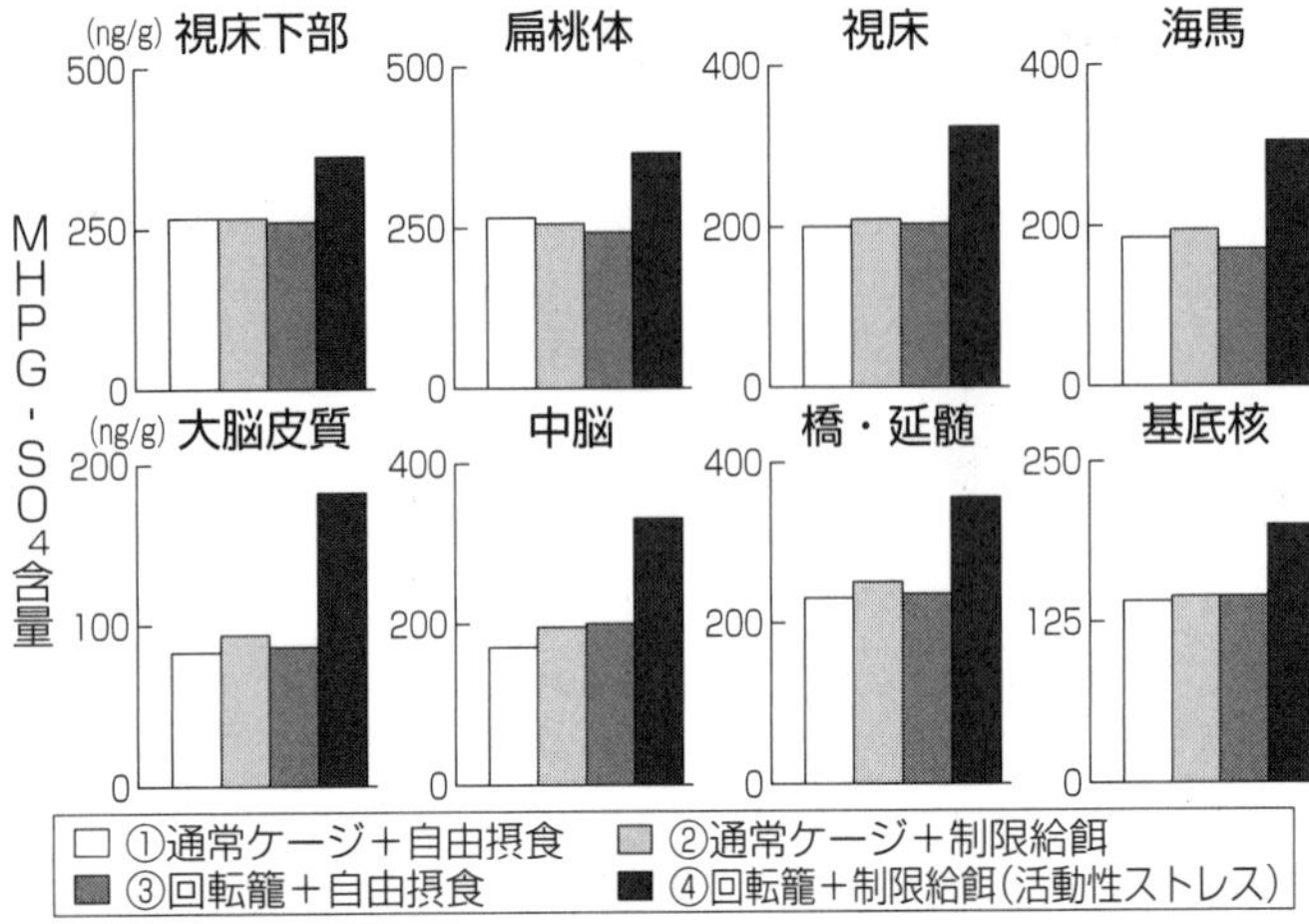

図6-5　脳各部位のノルアドレナリン放出に及ぼす活動性ストレスの影響

胃潰瘍のでき方をみると、図6－4に示しますように、④の活動性ストレス群以外の三つのグループでは胃潰瘍はほとんどできていませんでしたが、活動性ストレス群では著明に胃潰瘍ができていました。

また、血漿中の副腎皮質ホルモン量も他の三つの群にくらべて、活動性ストレス群でもっとも著明に増加していました。

ストレスによって生じる、副腎重量の増加、胸腺重量の減少、脾臓重量の減少のいずれも活動性ストレス群でもっとも著明に認められ、他の三群ではほとんど認められませんでした。

つまり、活動性ストレス群では、ストレスの三つの徴候である、副腎皮質の肥大、胸腺・脾臓の萎縮、胃潰瘍の発生がもっとも顕著に生じていたことになります。

体温も他の群ではほとんど変わらないのに、

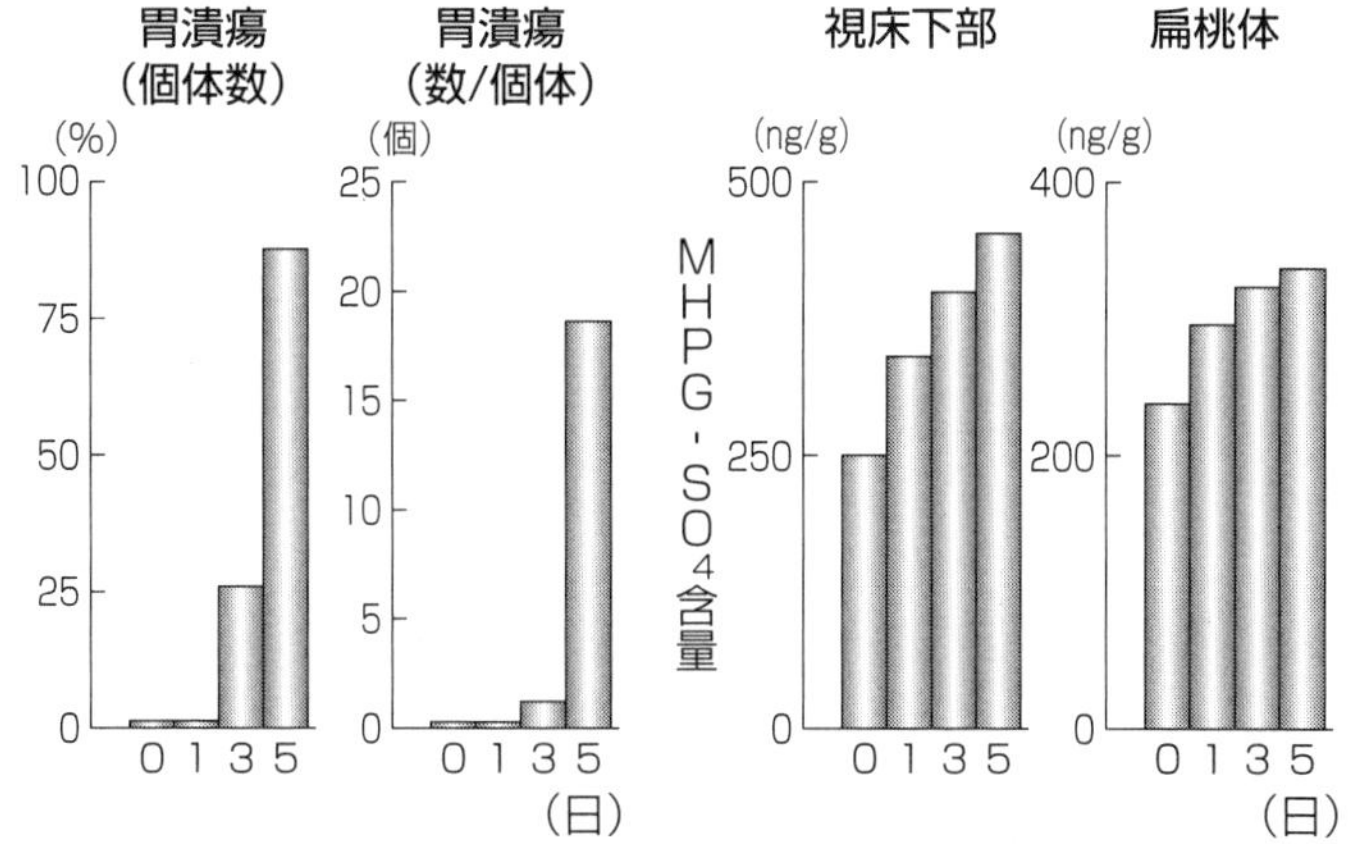

図6-6　活動性ストレスによる胃潰瘍の発生と視床下部と扁桃体のノルアドレナリン放出の経日的変化

活動性ストレス群では通常三七℃くらいある体温が、四日目から三四℃台に、五日目には三一℃台と急速に下がっていました。

脳各部位のノルアドレナリン放出に及ぼす活動性ストレスの影響を図６－５に示します。活動性ストレス群では、他の三群とはくらべものにならないくらいに脳各部位のノルアドレナリン放出が著明に亢進していました。

自分で止めることができないブレーキの壊れた車

活動性ストレスのときの胃潰瘍のでき方および脳のノルアドレナリン放出の亢進について、もう少し細かい経時的な変化をみるために、一日目、三日目、五日目の変化について検討しました。

その結果、図６－６に示すように、一日目、三日目には胃潰瘍はほとんどみられませんが、五日目になって急速に胃潰瘍の発生が増加し、八匹中七匹

（八八％）のラットに胃潰瘍ができており、その胃潰瘍のでき方も一匹あたり一九個も潰瘍がみられるというようにひどいものでした。

この実験に使ったラットの体重は二〇〇グラムくらいですが、体重減少の程度も三日目は一八グラムくらいであったものが、五日目には平均して三〇グラムもの体重減少が起きていました。

一日あたりの回転籠の回転数も、最初の一日目はそんなには増加していないのですが、三日目には二〇〇〇回となり五日目には五〇〇〇回になっていました。前述の実験のように三日目から五日目にかけて回転数が激減することはなく、五日目まで増え続けました。この違いは、それぞれの実験で用いられたラットの体重の違いが関係していると思われます。

視床下部と扁桃体のノルアドレナリン放出は、一日目からすでに亢進し始めており、それが三日目、五日目と減弱することなくただひたすら増加していきました。

このようにすべての指標が、三日目、五日目と日が経つほどにますます増加し続けていくことに活動性ストレスの特色があるようです。まるでブレーキの壊れた車のような感じで、その途中で起こった変化を止めようとする働きがまったく作用していないように思われます。

ブレーキの壊れた車、それはまさにヒトの過労死ときわめて似た状態とも思われます。

2　活動性ストレスとヒトの過労死

活動性ストレスは生命の破綻寸前状態

活動性ストレスの実験結果から、活動性ストレスはラットにとって生命を脅かすほどの非常に危険な変化を体にもたらす、まさに致死的といえる怖いストレスであることが明らかになりました。つまり、活動性ストレスでは、先に述べたストレスの三つの徴候がきわめて顕著に出現し、脳では視床下部や扁桃体で通常ではみられないような著しいノルアドレナリンの放出亢進がみられ、しかもそれが持続しています。

これらの結果をまとめて考えると、活動性ストレスはセリエのいうストレスの疲はい期、つまり疲労困憊して生体が破綻して、死ぬ直前に近い変化を示しているのではないでしょうか。

それにしても、ラットは確かにこのような条件にさらされたわけですが、変な言い方をすれば、ラットに回転籠を回すように強制（？）したわけではなく、このような状況に置かれたラットが勝手に回転籠を回し続け、それも日を追うにしたがい、休息することもなくひたすら回転籠を回すことに没頭し、最終的には一日にわずか一時間しかないエサをとる時間の間でさえエサをとることをせずに、ただひたすら回転籠を回し続けるという行動をとってしまうのはなぜでしょうか。

体温が下がってくるために、体温を上げようとして回転籠を回し続けるという考え方がありま す。でも、私には本当はその逆のように思えます。つまり、回転籠を回し続けて疲労困憊した結果として、体温が下がってきたのではないかと考えられるのです。

いずれにしても、ラットがなぜこのような破滅的な行動をとってしまうのかはよくわかりません。

しかし、ただひたすら働いているうちに、気がついたら過剰な労働といっていいような働き方をしてしまっており、その際には食事も満足にとっていない状態が続き、そのくせ活動性だけは過剰な状態で保たれていて、ついには過労死を来《きた》すといったヒトの過労死とこのラットでのモデルが、いろいろな点で類似しているようで、私には重なってみえたのでした。

どうしたら予防できるのか?

では、このように恐ろしいストレスに対してなにか予防するような手段があるのでしょうか。もしそのような手段があるとすれば、ラットの実験結果がヒトの過労死にすぐに当てはまらないとしても、なにかのヒントにはなるかもしれません。そのため私たちは次のような実験を組みました。

本章の最初に述べましたように、活動性ストレスの要因をなしている基本的なものは、ひとつは回転籠つきケージで個別に飼育されること、もうひとつは一日に一時間しかエサを食べることができないという制限給餌でした。

では、これらの条件を変えることで、活動性ストレスで引きおこされる変化を防止できるでしょうか。

そこで、まず私たちは制限給餌に注目しました。実験の基本的な設定では制限給餌は一日に一時間となっています。では、同じように一日に一時間しかエサを食べることはできないのですが、それを二回に分けてみたらどうでしょうか。つまり一回の給餌時間を三〇分にしますが、その代わり一日に二回与えるようにするのです。これなら一日の給餌時間は一時間ということでは同じで、それが一括して一時間なのか、二回に分割されて一時間なのかで違っています。つまり分割する効果をみたいというわけです（図6－7）。

今回はすべてのラットは活動性ストレスにさらされますが、次の四つの条件で異なっています（図6－7の上）。

①制限給餌を一日に一時間とする
②制限給餌を一日に二時間とする
③制限給餌を一日に一時間とするが一回三〇分の二回に分ける
④制限給餌を一日に二時間とするが一回一時間の二回に分ける

すべてのラットが活動性ストレスにさらされますが、このようなグループをつくることで、一日にエサをもらえる時間が、一時間と二時間とのグループがあり、さらにエサをもらう回数がそれぞ

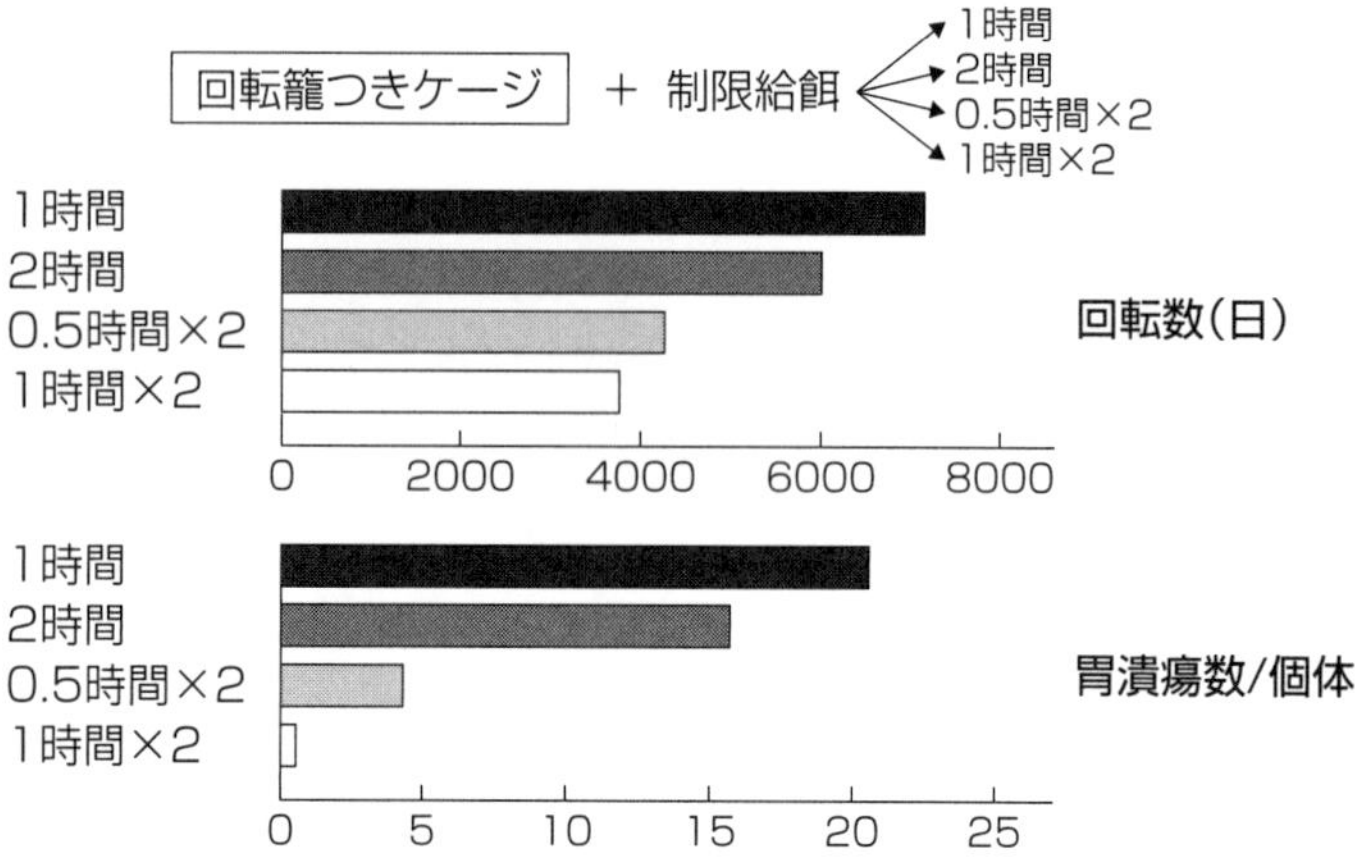

図6-7　活動性ストレスの実験方法で制限給餌の条件を図の上のように変えたときの回転数の変化と胃潰瘍の発生の差

れ二回に分けられたグループもあることになります。

その結果、図６－７に示すように、一日あたりの回転数は、一時間群がもっとも多く、次いで二時間群、三〇分×二回群、一時間×二回群の順になりました。

また、もっともひどい胃潰瘍がみられたのは一時間群で、次いで二時間群でした。一時間の制限給餌を二回に分けた三〇分×二回群では潰瘍のできたラットの数も少なく、その程度もきわめて軽微でした。制限給餌が一時間×二回群になると、胃潰瘍はほとんど認められませんでした（図６－７の下）。

また、たくさんのリンパ球を蓄えておくなど、免疫系で重要な働きをしている胸腺の重量は、図６－８に示すように一時間群と二時間群でもっとも小さくなっており、それに次いで三〇分×二回

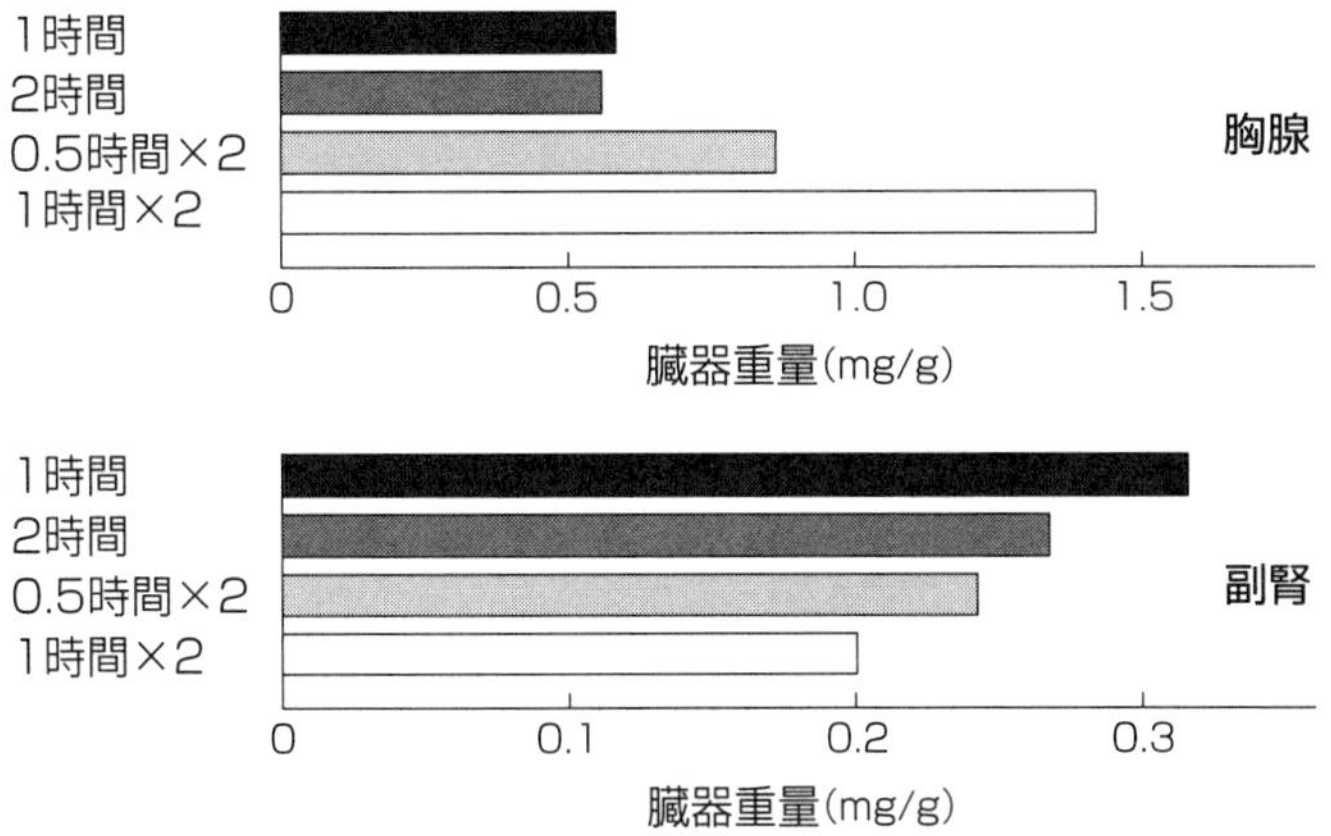

図6-8　活動性ストレスの実験方法で制限給餌の条件を変えたときの胸腺重量（上）と副腎重量（下）の変化　臓器重量は臓器重量（mg）÷体重（g）で表示

群が小さくなっていましたが、一時間×二回群ではほとんど変化ありませんでした。

また、副腎の重量は一時間群でのみ有意に増加しましたが、他の三群では有意な差はみられませんでした（図6‐8の下）。

これらの結果はどういうことを意味しているのでしょうか。

エサを食べることができる時間が、たとえ一日に一時間というように制限されたとしても、その一時間が三〇分を二回というように分割されるだけで、活動性ストレスによって生じる胃潰瘍の発生や胸腺重量の減少や副腎重量の増加といったストレス反応がかなり予防されることが、この結果から明らかになりました。

ヒトの場合、過労死の予防にはきちんと食事をとることが大切ということになります。あまりに過剰な仕事が続くようなときには、実際にはゆっくりと食事というわけにはいかないとしても、朝食や昼食ぬきというのではなく、短くてもよいのでなんとか食事の時間を確保して、牛乳一本でもよいので、朝食や昼食の時間帯にちょっとした物を食べるということが大切だと思われます。

そのほかに、回転数が著明に増加したときに、回転籠とケージの間に仕切り板を入れることで、ラットを回転籠のほうに行けなくして回転籠を回せないようにすることで予防が可能であることも報告されています。

この結果をすぐにヒトの過労死に結びつけて考えるわけにはいかないかもしれませんが、仕切り板を入れるといったことは、ヒトでは一時《ひととき》仕事から完全に離れる、あるいは十分な休息をとるといったことに通じると思われます。

また、空腹時にはかえって活動性が上がっているといった、日常的に私たちが経験することと併せて考えると、あまり長時間の空腹は避けて、量はそんなに多くなくてもよいので、適切な時間間隔で食事をとるといった配慮で、ある程度予防できる部分があるように思われます。

本当は、過労死せざるを得ないような労働条件や労働環境が、考慮されるべきもっとも本質的な問題なのでしょう。

回復には給餌制限の中止が効果的

以上、予防についての実験を紹介しました。今度は、著明な脳のノルアドレナリン放出の亢進、

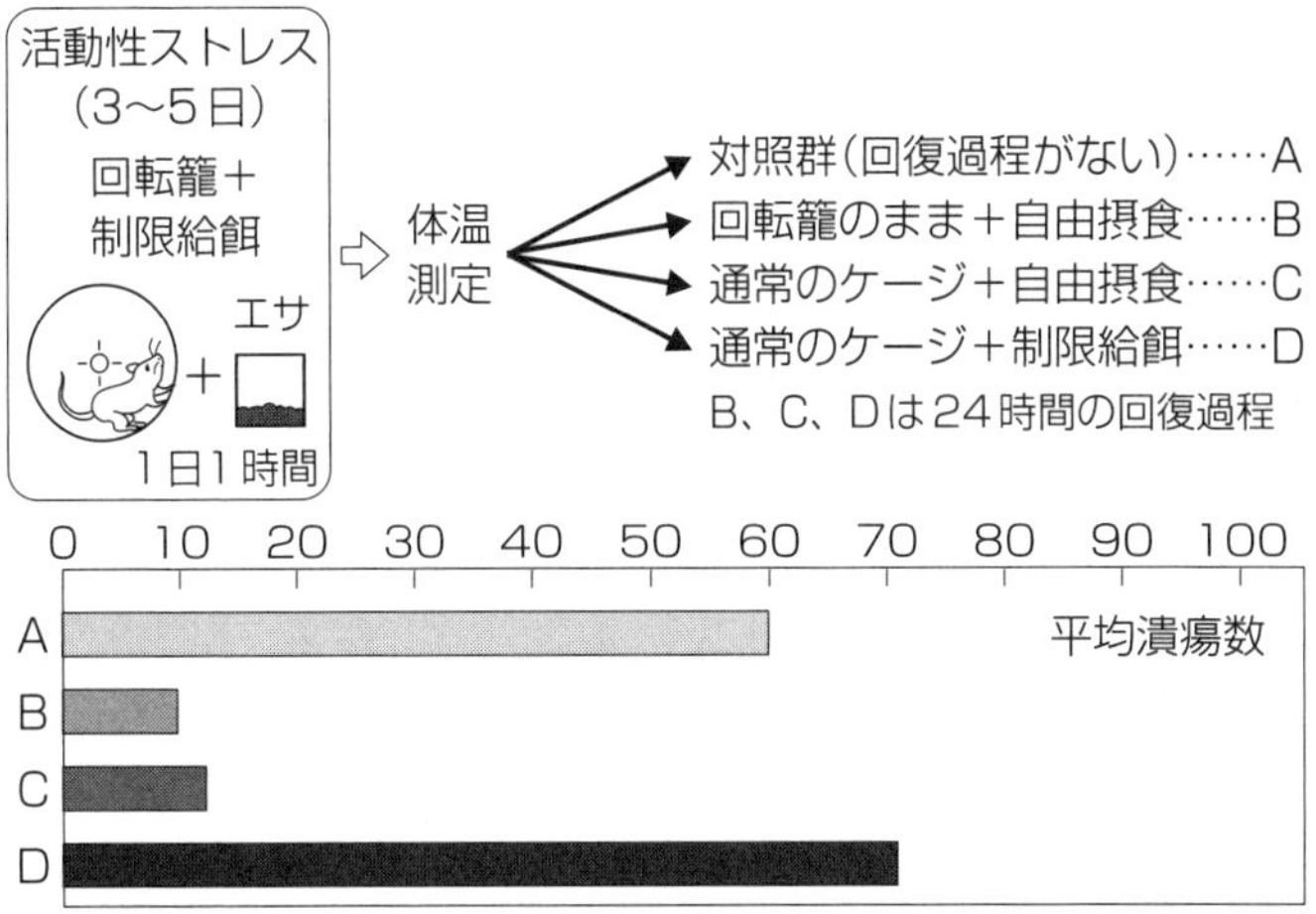

図6-9　活動性ストレスでみられる胃潰瘍からの回復——運動の中止か？　制限給餌の中止か？

重篤《じゅうとく》な胃潰瘍の発生、胸腺重量や脾臓重量の減少や副腎重量の増加といった活動性ストレスで生じた変化に対して、どのような条件がその回復を早めるのかという検討をしました。そのため次のような実験を組みました。

この実験ではすべてのラットが活動性ストレスにさらされる、つまり回転籠つきケージで個別に飼育され、一日に一時間という制限給餌を受けます。各ラットの体温を測定し、直腸の温度が急激に低下したラットでは活動性ストレスによる重篤な変化が生じているとみなし、その時点で次の四つのグループに分けました（図6-9の上）。

①回復の過程がない群でそのときのストレスの状態を知るための群（A）

②回転籠つきのケージでそのまま飼育するが、エサと水は自由にとれるようにする

自由摂食群（B）
③回転籠つきケージから通常の飼育ケージに戻し自由摂食とする群（C）
④通常のケージに戻すが一日に一時間の制限給餌は続ける群（D）
この実験は、回復するのに、通常のケージに戻すことが重要か、それとも制限給餌を中止することが重要かをみている実験といえます。

図6‐9の下はこれらの操作を二四時間続けた後の胃潰瘍についての結果です。A群は回復過程のない場合の値を示しています。胃潰瘍からもっとも有効な回復を示したのは、自由摂食にしたB群とC群でした。たとえ回転籠つきケージから解放してやっても、制限給餌が続けられたD群では、胃潰瘍の改善がほとんどみられませんでした。

この結果は、活動性ストレスで生じた変化からの回復には、運動量の制限よりは、むしろ制限給餌の中止のほうが効果的であることを示唆しています。しかし、自由に摂食することで、胃の粘膜の損傷した部分が食べ物で覆われるといった効果も考えられます。そのためただちに結論は出せませんが、少なくとも制限給餌がよくないことは明らかになりました。

過労死の回避——生存のためにもっとも大切なこと

極端な制限給餌と回転籠つきケージでの飼育という条件にさらされた結果、最後にはわずかな制限給餌の時間の間でさえエサを食べることなくただひたすら回転籠を回すという異常なまでの活動性の亢進を来す活動性ストレス。

その一方で、長時間にわたる過重な労働にさらされ、食事は不規則になり、睡眠などの生活リズムなども大きく乱されてしまった末に起こる過労死。

この両者間にはいろいろな類似点を見いだすことができるように思います。

私たちの実験からは、過労死を避けるためには、基本的には十分な休養をとること、バランスのよい食事をある程度規則正しくとること、十分な睡眠を確保することなどが重要であるといった常識的な対策が有効なように思われます。

その中でも、睡眠と食事の確保ということが、生存という意味からももっとも大切だと考えられます。また、社会の実態では、使用者側の思い込みで労働者にとって実際には「休み」になっていないような休みの設定も数多くあるようですので、休みはそれをとるほうにとって本当に「休み」になっているかどうかを考えることが必要です。

そのためにも、自分が過労死をしかねないような労働環境に置かれているということに気づくことが対策の第一歩と考えられます。

第7章　仕事とストレス

1　役割の違いとストレス反応

上司と部下のストレスの差はコントロール手段の有無

職場はいろいろなストレッサーのあるところで、多くの人たちがそれぞれの職場でいろいろなストレスをかかえていると思います。大きく分ければ仕事の内容からくるストレス、人間関係からくるストレス、それらが関連し合ったストレスなどがあります。ここでは人間関係でのストレス、その中でも職場の上司と部下との関係のストレスについてみていくことにします。

その際、非常に単純化した見方をすれば、上司はストレッサーに対してコントロールする手段をもっているのに対して、部下にはそれがないといった見方も可能であると思われます。このことは、ストレッサーに対してコントロールする手段があるかないかという問題です。はたしてそのようなことがラットを対象にして検討することができるのでしょうか。

ちょうどよい課題があります。

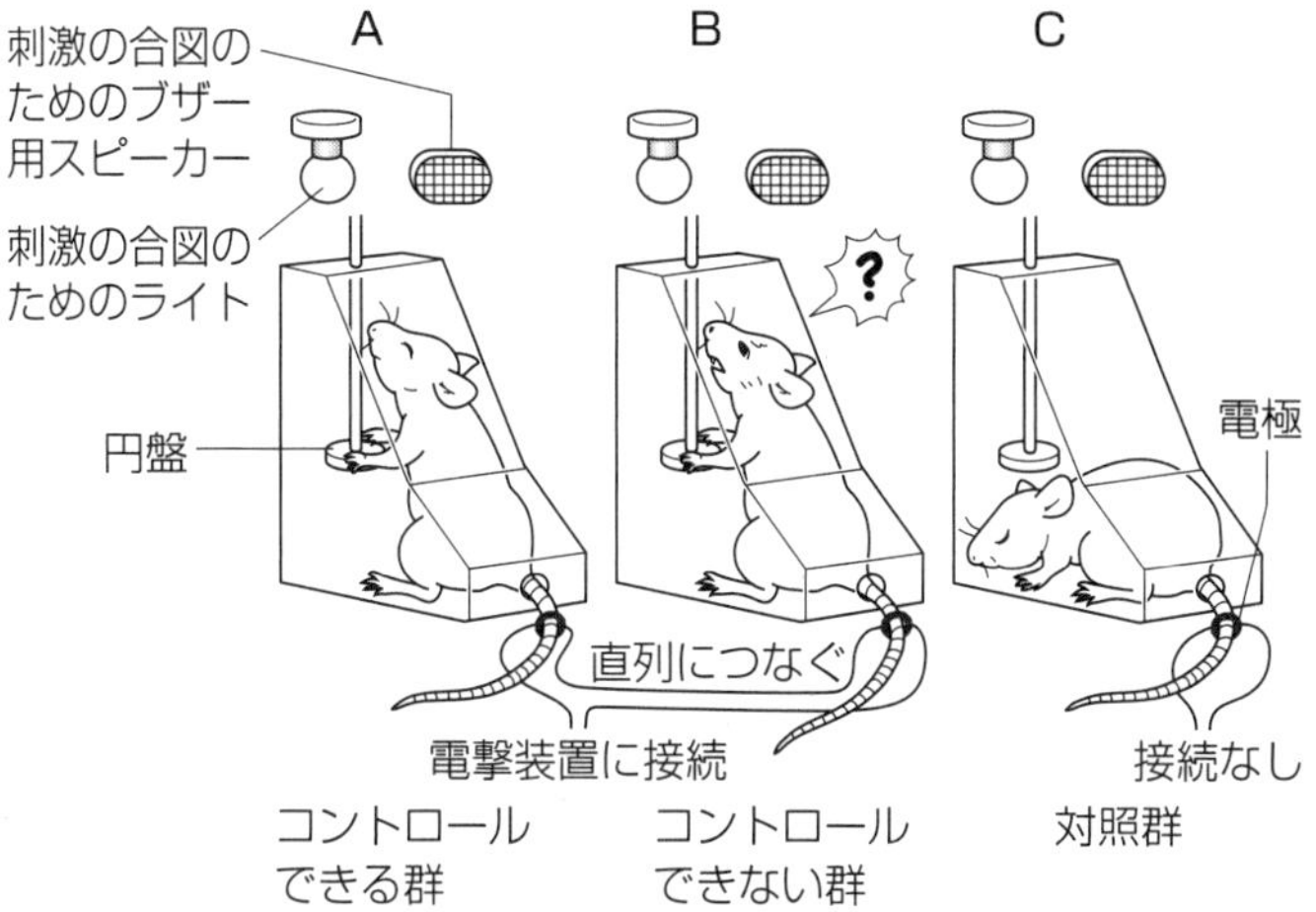

図7-1　トリアディック・デザインによるストレッサーのコントロール可能性の実験

それは、ストレッサーに対してコントロールできるかどうか、つまりストレッサーに対してコントロールする手段をもち合わせているかどうかが生体のストレス反応に影響するかどうかという課題で、これはストレッサーのコントロール可能性の問題ともいわれます。

しかし、このような細かい心理的問題に対して、ヒトではないラットたちがはたして答えてくれるのでしょうか。

上司と部下の関係を再現する
トリアディック・デザイン

このような問題について検討するために用いられるのがトリアディック・デザイン（Triadic design）と呼ばれるものです。

図7－1に示すようにトリアディック・デザインでは三匹のラットが一組になります。

三匹とも尻尾には電撃用の電極が装着されます。その際AとBのラットの電極は直列につながれています。そのためAとBのラットはほぼ同じ強さの電撃を同じ回数だけ受けることになります。AとBの違いは目の前にぶらさがっている円盤を押したときの反応の違いだけです。Aはこの円盤を押すことで電撃を止めることができる（厳密にいうと次にくる電撃を延ばすことができるというものですが、ここでは単純に止めるとしておきます）のに対して、Bの円盤はダミーでスイッチに接続されていませんのでいくら押してもなんの効果もみられません。

Bのラットは、Aのラットがうまく円盤を押してくれたら、自分も電撃を受けなくて済みますが、Aのラットが円盤を押し損なえば、そのたびに電撃を受けてしまいます。

その意味からは、Aのラットを管理職のラットとするならば、Bのラットは成功も失敗もAのラットにゆだねなければならない運命共同体のような関係にあり、さしずめ管理職ラットに対して、部下ラットといった形になります。

Cのラットは、他の二匹と同じように箱に入り、尻尾には電極をつけられますが電撃はまったくこない対照群のラットです。

トリアディック・デザインを組むことで、箱に入れられる、尻尾から電撃を受けるといった実験の条件はAとBとでまったく同じになり、両者の違いは、Aは自分で円盤を押して電撃を止めることができるが、Bはそれができないという、電撃というストレッサーに対してコントロールすることができるかどうかという問題の違いだけになります。

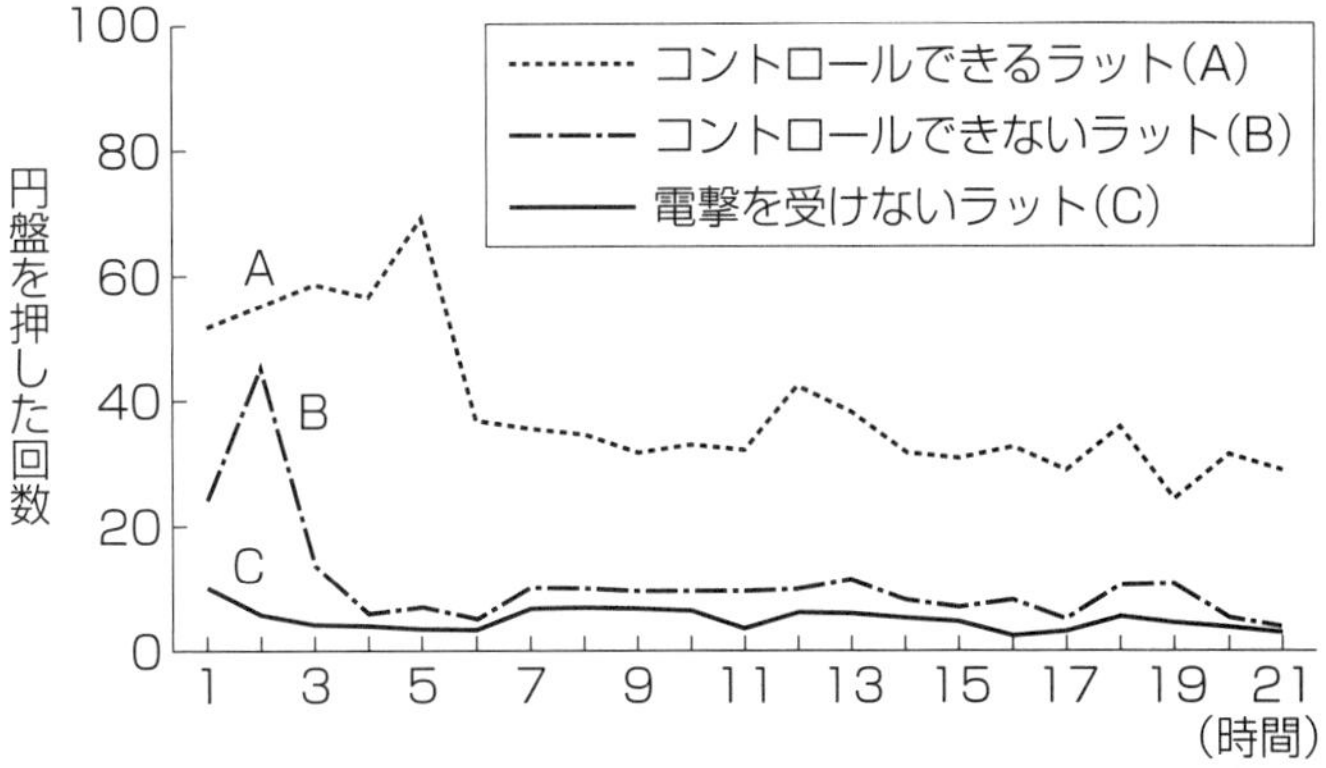

図7-2　円盤を押した回数の経時的変化

コントロールできる上司・できない部下

このような状況で二一時間にわたり実験を続けたときに円盤を押した回数が経時的にどう変わるかを図7－2に示しました。

電撃はライトとブザーが合図になります。一定の時間ライトがつき、ブザーが鳴ったら電撃がきます。部下ラットBは最初の一時間から二時間にかけて盛んに円盤を押します。しかし、何回も円盤を押しているうちに、それが電撃に対して何の効果ももたないことを学習してきます。その結果、Bのラットはやがて円盤を押すのをほとんど止《や》めてしまい、三時間を過ぎると二一時間までほとんど円盤を押さなくなっています。

それに対して、管理職ラットのAは、最初の五時間くらいまでは六〇回前後と盛んに円盤を押しますが、それ以降は大体四〇回くらいとほぼ一定の回数円盤を押しています。管理職のラットは、うまく円盤を押せば電撃を

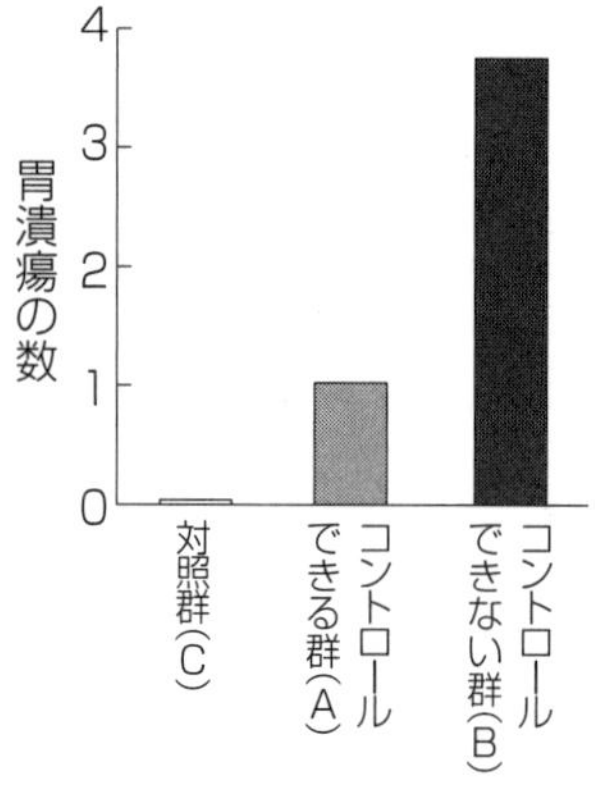

図7-3　電撃をコントロールできるかどうかが胃潰瘍の発生に及ぼす影響

避けられることを学習し、そのため二一時間後まで一定の回数円盤を押すようになります。

Cのラットは電撃を受けませんので円盤はほとんど押しません。

このような実験経過の結果、二一時間後には、管理職ラットは一定の回数円盤を押し、部下ラットはほとんど円盤を押さないという形ができあがってしまいます。

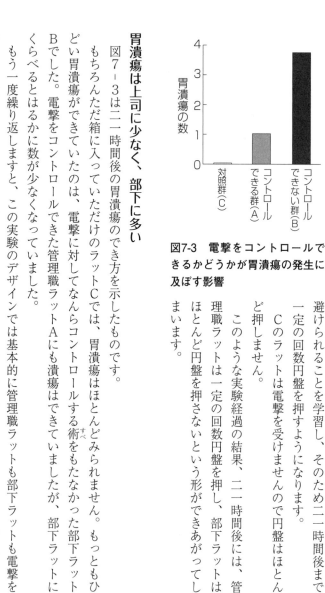

胃潰瘍は上司に少なく、部下に多い

図7-3は二一時間後の胃潰瘍のでき方を示したものです。

もちろんただ箱に入っていただけのラットCでは、胃潰瘍はほとんどみられません。もっともひどい胃潰瘍ができていたのは、電撃に対してなんらコントロールする術《すべ》をもたなかった部下ラットBでした。電撃をコントロールできた管理職ラットAにも潰瘍はできていましたが、部下ラットにくらべるとはるかに数が少なくなっていました。

もう一度繰り返しますと、この実験のデザインでは基本的に管理職ラットも部下ラットも電撃を受けた回数もその強さもほとんど同じです。ですから両者に潰瘍ができたことには電撃が大きく関

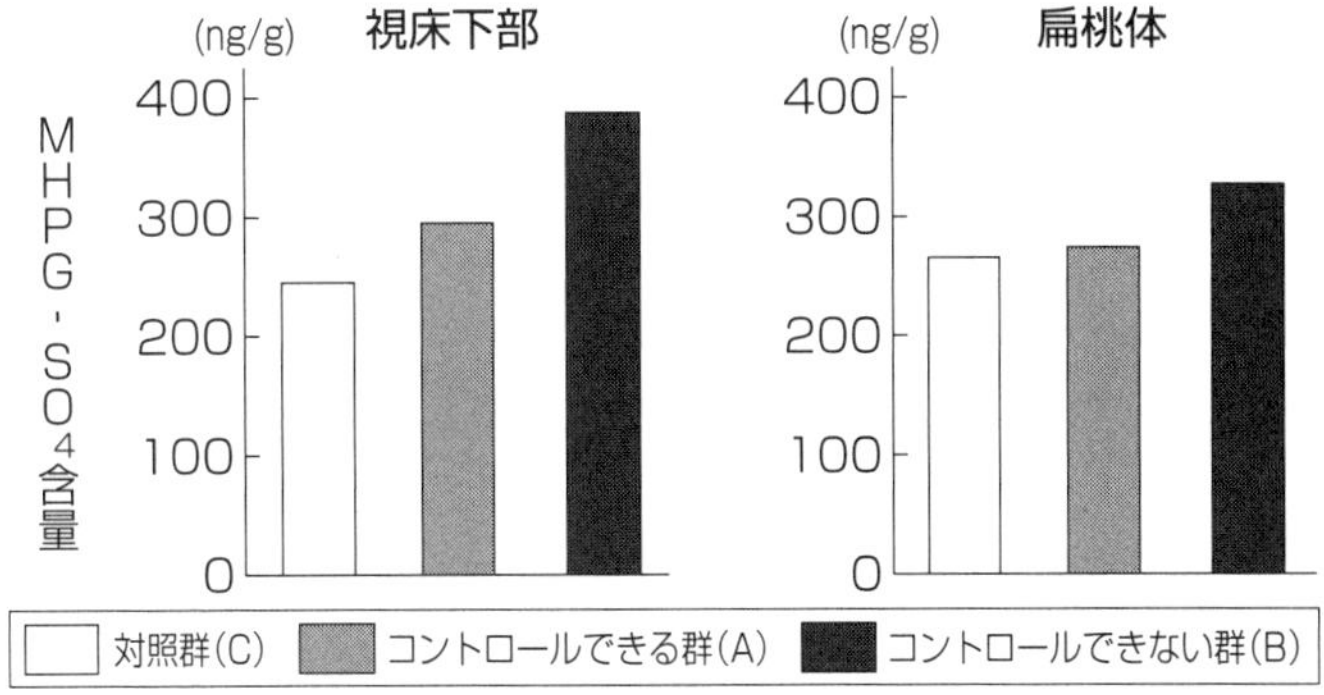

図7-4　電撃をコントロールできるかどうかが視床下部と扁桃体のノルアドレナリン放出に及ぼす影響

与していると思われますが、潰瘍のでき方に大きな差がみられたのは電撃そのものの差ではないことになります。両方のグループで根本的に違っていたのは、電撃というストレッサーに対して、それを自分でコントロールする手段をもっていたかどうかということです。その違いが胃潰瘍のでき方に大きく影響したと考えられます。

2　仕事のすすめ方と脳の反応

コントロールできればノルアドレナリン放出は少ない

この実験を二一時間続けたときの視床下部と扁桃体のノルアドレナリンの放出の変化を図7－4に示します。両方の脳部位とも、ノルアドレナリンの放出が著しかったのは部下ラットBで、対照群のラットCに対しても管理職ラットAに対しても有意な差がみられました。

このようにストレッサーに対してコントロールする手段をもっているほうがもたないほうより、脳のノルアドレナリンの放出が少なく、胃潰瘍のでき方も軽いことが明らかになり、ストレッサーに対してはそれをコントロールする手段をもっているほうが有利であると考えられました。

脳の時間経過をみてわかった新事実

そこで私たちはもう少し細かく検討するため、このような状態で脳のノルアドレナリンの放出がどう変化するかを時間を追ってみてみました。その結果、今まで報告されていた二一時間後の結果だけでは得られなかった新しい事実が明らかになったのです。

図7－5にその結果をストレスともっとも関係する視床下部と扁桃体について示します。

まず実験開始後三時間の結果をみてみます。三つのグループのなかで脳のノルアドレナリン放出の程度がもっとも強かったのは、電撃をコントロールできたはずの管理職ラットAでした。その程度は部下ラットBにくらべて有意な差があるというものでした。

これらの部位のノルアドレナリン放出の程度は、ストレスの程度を反映していると考えられます。もしそうなら、この結果からはストレスをコントロールできた管理職ラットのほうが、それができない部下ラットよりストレスが強かったということになります。この結果は図7－3に示した、部下ラットのほうが管理職ラットよりはるかにひどい胃潰瘍ができるという結果や、図7－4に示した脳のノルアドレナリン放出の亢進も部下ラットのほうがはるかにひどいという結果と矛盾

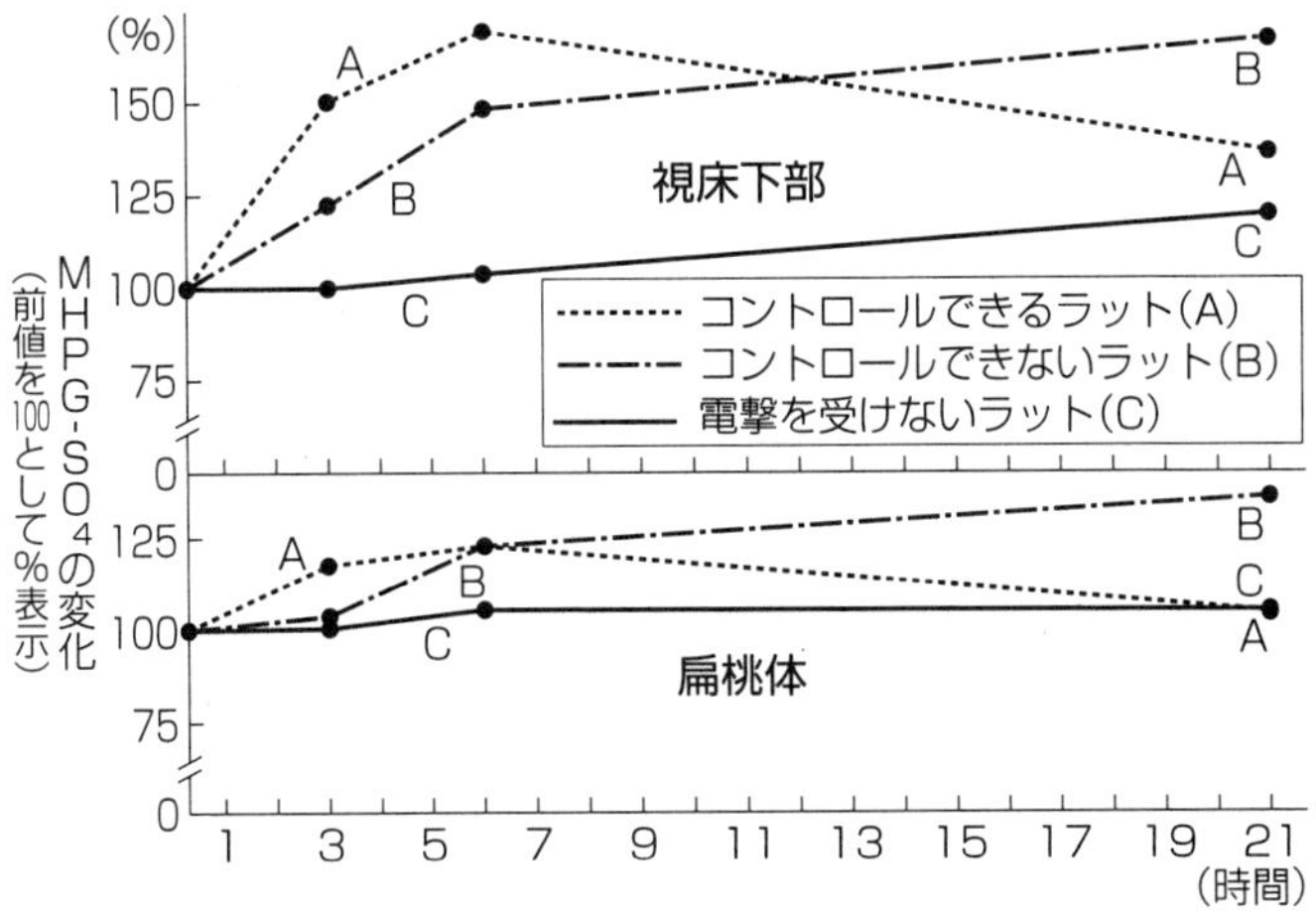

図7-5　電撃をコントロールできるかどうかが視床下部と扁桃体のノルアドレナリン放出に及ぼす影響の経時的変化

しています。このことをどう考えたらよいのでしょうか。

それについてさらに検討するため、私たちは実験開始後六時間の変化について検討を加えました。この時間では、扁桃体では、ノルアドレナリン放出の亢進に、管理職ラットAと部下ラットBとの間で有意な差がみられなくなりました。しかし、視床下部では、三時間後と同様に管理職ラットAのほうが部下ラットBよりノルアドレナリン放出の亢進が著しいという、まだ管理職ラットのほうがストレスが強いという結果でした。

そこで最後に潰瘍の結果を検討したのと同じ二一時間後について再び検討しました。その結果、この時間帯になると、図7－4の結果と同じように視床下部でも扁桃体でもノルアドレナリン放出の亢進は、部下ラットBのほうが管理職ラットAよりはるかに著明になっていました。つまり二一時間後では胃潰瘍のでき方も脳のノルアドレナリン放出の亢進の仕方も、部下ラットがもっともひどいという結果が得られたのでした。

上司も学習するまでは強ストレスだった

この結果をどう考えたらよいのでしょうか。

私たちは次のように考えました。

これらの結果から、ストレッサーに対してコントロールする手段があるかないかは、ストレス状態で生じる生体変化にとって非常に大切な要因であることが示されました。

しかし、それまでいわれていたように、ストレッサーをコントロールできる手段をもったほうがよいと単純にいえるものではないということです。確かに手段をもったほうがよいかもしれませんが、コントロールするための手段を獲得する、言いかえればそれを学習するまでは、その手段を学習しようとして必死になっている管理職のほうがストレスは強いという興味あることが脳の変化を検討することから明らかになったのでした。

この実験結果は、「楽あれば苦あり」ではなく、その逆に苦労したら、後からその分楽になるといった、非常に教訓めいた「苦あれば楽あり」といったことを教えてくれた貴重な結果となったのでした。

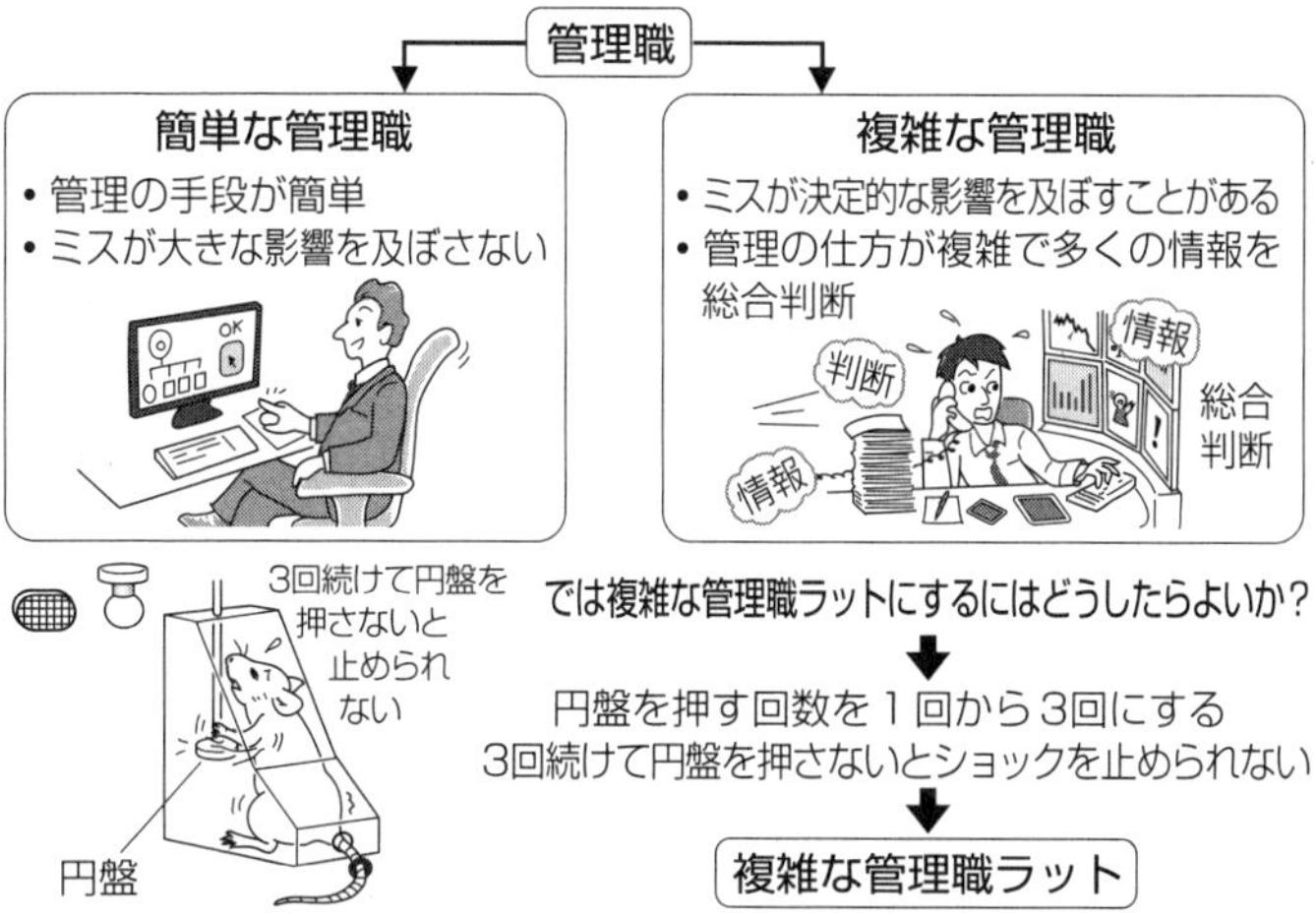

図7-6　管理する手段が簡単な管理職とその手段が複雑な管理職

コントロール手段が複雑になったら
——上級管理職のケース

前の実験では管理職とひとくくりにしてしまいましたが、私たちの社会では管理職といってもその役割はさまざまです。

図7－6に示すように、簡単な管理をする管理職と、多くの情報を収集分析し、最終判断をするといった複雑な管理職があります。これらについて検討するため、管理職ラットの電撃をコントロールする手段をもっと複雑にしてみました。

具体的にいいますと、管理職ラットの条件を、電撃を避けるためには円盤を一回押すのではなくて、三回押さないといけないというように変更しました（図7－6）。その他の条件は先に述べたコントロール可能性の実験と同じです。

この条件でもはたして管理職ラットのほうが有利でしょうか。

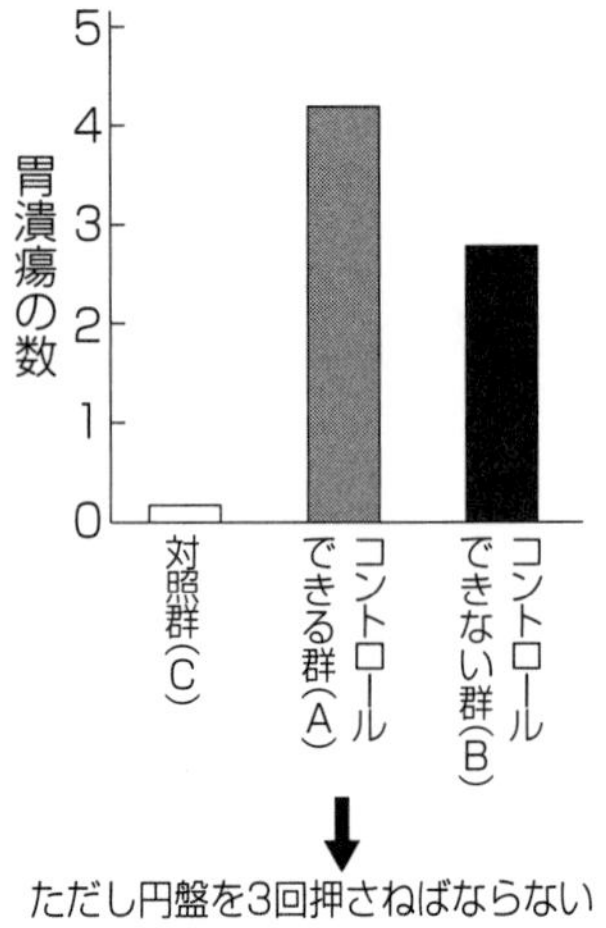

図7-7　コントロールする手段が複雑なラットとコントロールする手段がないラットの胃潰瘍の発生数の差

実際に管理職ラットに三回押すことにチャレンジしてもらいますと、二一時間後には、今度は部下ラットBにくらべて管理職ラットAのほうにはるかにひどい潰瘍ができました（図7－7）。

同じ二一時間後の脳の変化について図7－8に示します。コントロールする手段が易しいときには、前述したように、視床下部でも扁桃体でも管理職ラットAのノルアドレナリン放出の程度は部下ラットBよりはるかに小さく、まったく電撃を受けなかったラットCとほとんど変わらないくらいになっています。

ところが、コントロールする手段が複雑になると、ノルアドレナリン放出は管理職ラットAと部下ラットBとでほとんど変わらないくらいに亢進していました（図7－8）。言い方を変えれば、どちらの条件でも部下ラットのノルアドレナリン放出の亢進は変わらないのに、管理職ラットではコントロールする手段が複雑になるほどノルアドレナリン放出の亢進の程度が大きくなっており、それだけストレスが強くなっていることがわかります。

同じ管理職でも単純な管理のみをしておけばよい管理職と、多くの情報を集め、それらを分析し、複雑な判断の後に最終的な決定をしなければならない管理職、しかも、その結果の及ぼす影響

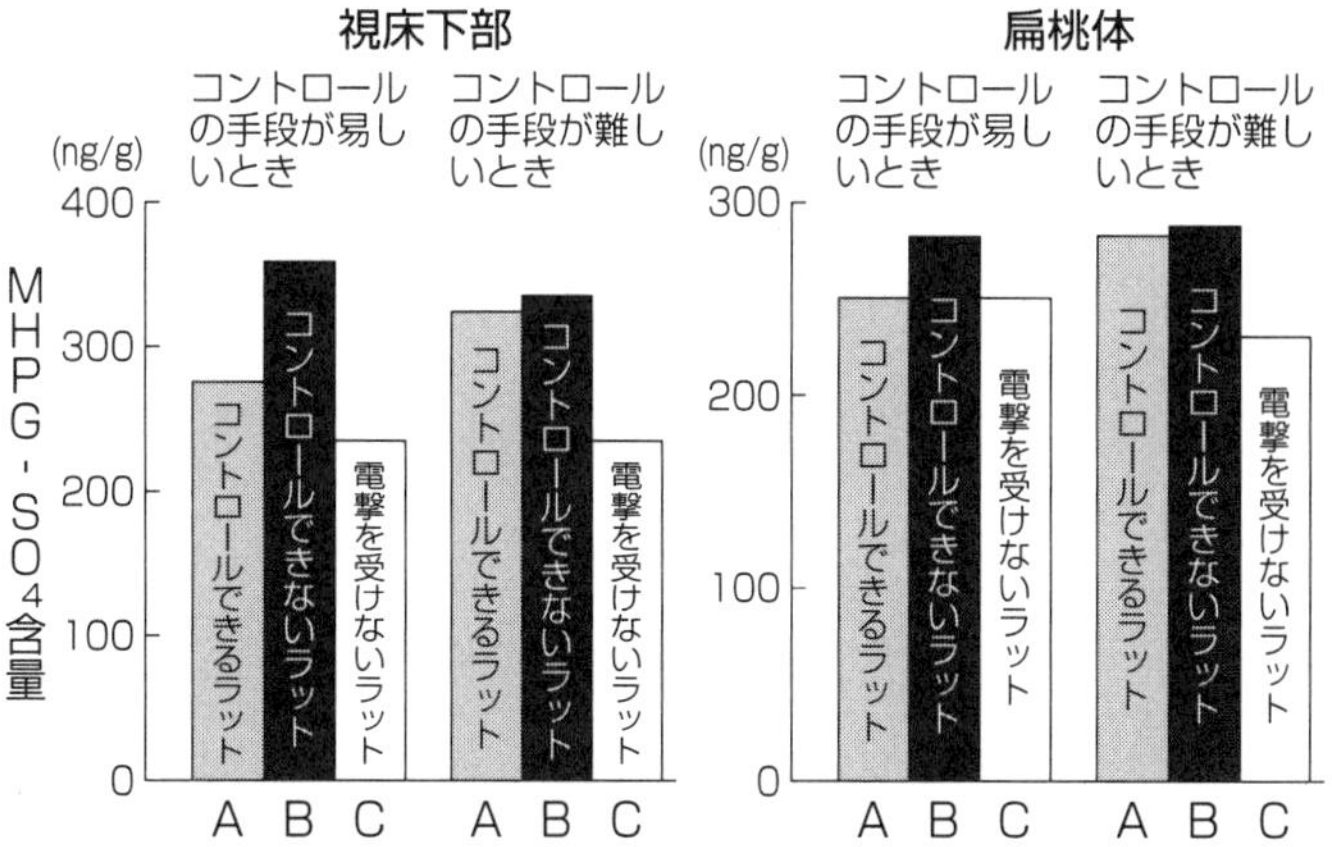

図7-8　ストレスをコントロールする手段が易しいときと難しいときのノルアドレナリンの放出の違い

が計り知れないといった管理職とでは、受けるストレスは大いに違ってくるという、私たちの社会でみられる現象と似たような実験の結果が得られたのでした。

このように、同じストレッサーにさらされたとしても、それに対してコントロールする手段をもっているかどうかという心理的問題が、私たちのストレス反応に大きく影響することをラットたちは教えてくれたのでした。

ストレスに直面したときに、その状況がストレッサーをコントロールする手段をもっている状況かどうか、そしてその手段は単純なものか複雑なものか、コントロールできないようにみえていてもコントロールするための手段を工夫できないか、といった角度から検討することも大切なことだと思われます。

第8章　加齢とストレス

1　高齢ラットと若いラットのストレス反応

高齢になっても脳は若年レベルの反応をする？

次に、加齢によって脳のストレス反応にどのような違いが出てくるかについて検討しました。

この実験では、二ヵ月齢のラットを若いラット、一五ヵ月齢のラットを高齢ラットとしました。ラットの寿命は大体二年くらいですから、一五ヵ月齢はヒトにおきかえればほぼ高齢者と考えていいと思います。

年齢による変化の差を確実にとらえたかったので、拘束ストレスの負荷時間は、従来の多くの実験で設定した一時間ではなく、三時間としました。

その結果は図8－1に示しますが、年をとるとストレスにやられやすいだろうという私たちの予測をみごとに裏切るものでした。

今まで述べたように、視床下部と扁桃体のノルアドレナリン放出は、確かにストレスにより亢進

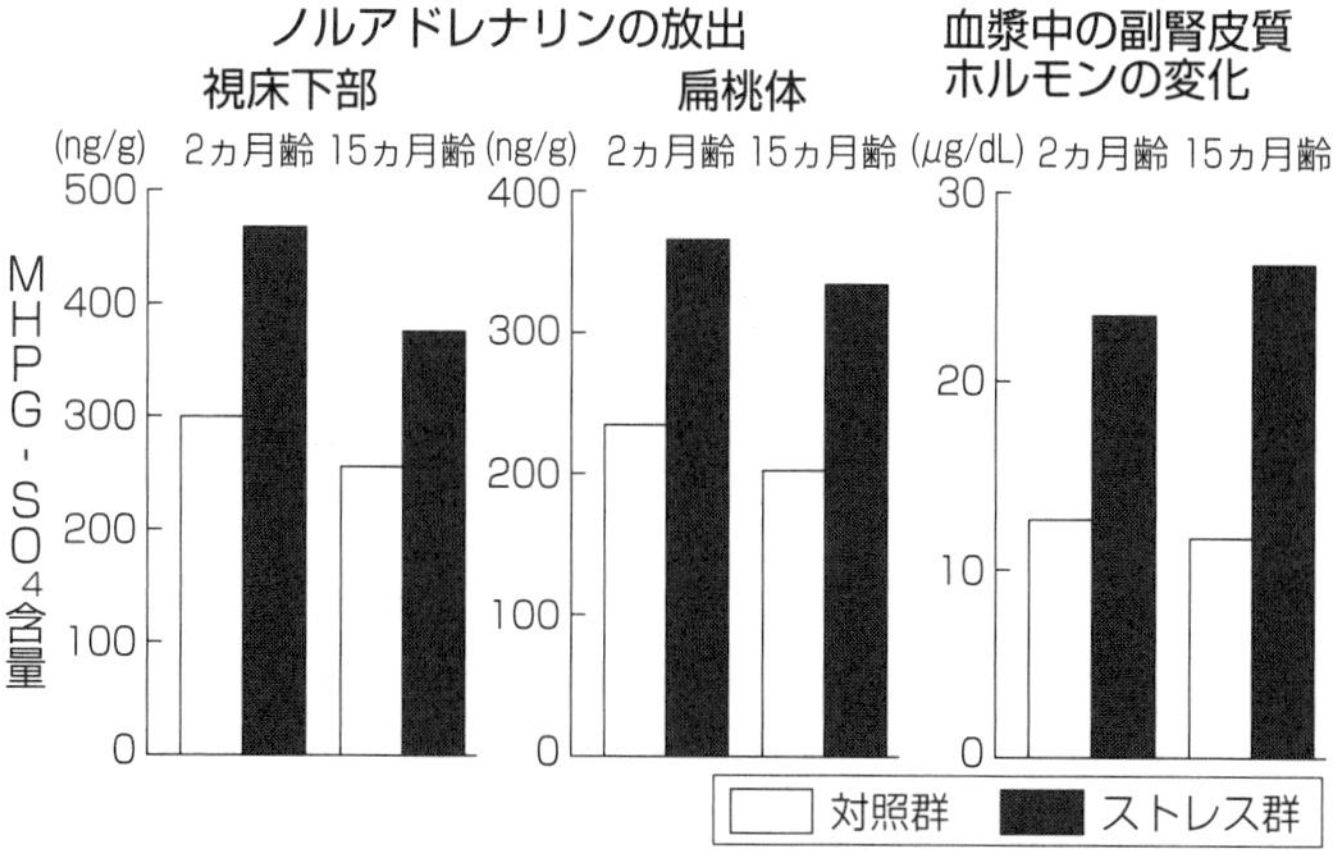

図8-1　ラットの年齢と拘束ストレスによるノルアドレナリンの放出と血漿中の副腎皮質ホルモン含量の変化

しました。ところがこの亢進は二ヵ月齢の若いラットでも、一五ヵ月齢の高齢ラットでも同じようにみられ、その程度もほぼ同じくらいでした。

つまり、視床下部と扁桃体というストレス反応の際にもっとも中心となる脳部位のノルアドレナリン放出の亢進の程度という指標からみるかぎり、若いラットと高齢ラットとの間で大した差がないということになります。

言いかえれば、両方のラットとも同じようにストレスを感じている、あるいは同じ程度のストレス反応をしているということになり、年齢の差はないということです。

同様に、ストレスによって起こる血漿中の副腎皮質ホルモン含量の増加についても、若いラットと高齢ラットとで差が認められませんでした（図８－１の右）。

この結果は私たちにとって意外なものでした。考え方によれば、中高年でも若い人並みにやれるという意味では、この結果は高齢者にとって朗報なのかもしれません。

本当に年齢差がないのでしょうか。さまざまな疑問が湧いてきました。

ストレス反応の年齢差は回復力にあらわれる

私たちは再びラットが年をとるのを待つことにしました。ラットが一歳になるのを待って、私たちはストレスからの回復がどうなるかという実験にとりかかりました。ラットが一歳になるまで待つのがやっとでそれ以上待てなかったので、高齢ラットとしては一二ヵ月齢のラットが選ばれました。若いラットは今回も二ヵ月齢のラットです。

拘束ストレスの時間は、やはり三時間としました。ストレスに対する反応の差だけでなく、今度はストレスからの回復がどうなるかについても検討したかったので、三時間のストレス負荷終了直後、さらにストレスから解放して六時間後、二四時間後の変化についても検討することにしました。

ストレスホルモンである血漿中の副腎皮質ホルモン含量は、図8-2に示すように、拘束ストレスによって若いラットでも高齢ラットでも著明に増加しますが、増加の程度については年齢による差はみられませんでした。つまり、ストレスのひとつの指標としての血漿中の副腎皮質ホルモン含量の増加については、最初の実験と同様に年齢による差はほとんどみられませんでした。

しかし、大きな差がみられたのは、まさにストレスからの回復についてでした。

若いラットの血漿中副腎皮質ホルモン含量の増加が、ストレスから解放されて六時間後にはきれいに元の値まで回復しているのに対して、高齢ラットでは解放六時間後ではまだストレス負荷前の値まで回復していません。それどころか、解放して二四時間経った後でもまだ元の値に戻っていませんでした。

副腎皮質ホルモンの結果からみると、若いラットはストレスから解放されて六時間経過したときには、すでに身体反応としてもストレスから解放されているのですが、高齢ラットの場合には、すでにストレスから解放されて六時間、もしくは二四時間経過していても、生体はまだストレスが負荷された状態と同じような反応をし続けていることになります。

では脳のほうはどうでしょうか。脳についてもこのような特徴的な変化がみられるのでしょうか。

図8－3に視床下部と扁桃体の結果を示します。視床下部でも扁桃体でも最初の実験と同じように、若いラットでも高齢ラッ

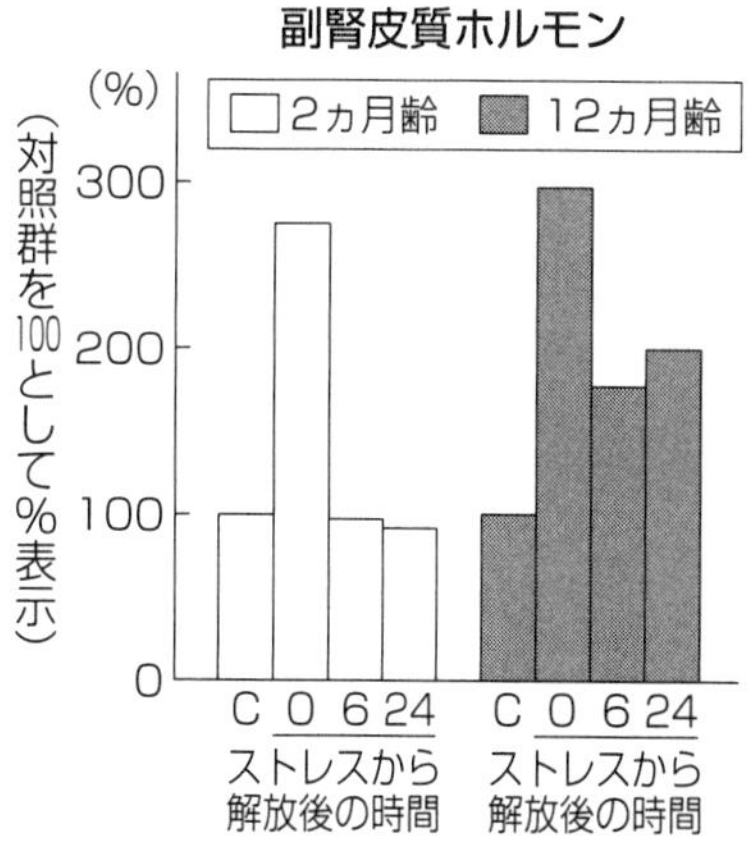

図8-2　若年ラット（2ヵ月齢）と高齢ラット（12ヵ月齢）の血漿中の副腎皮質ホルモン含量に及ぼす3時間の拘束ストレスの影響とそれからの回復の差　Cは対照群

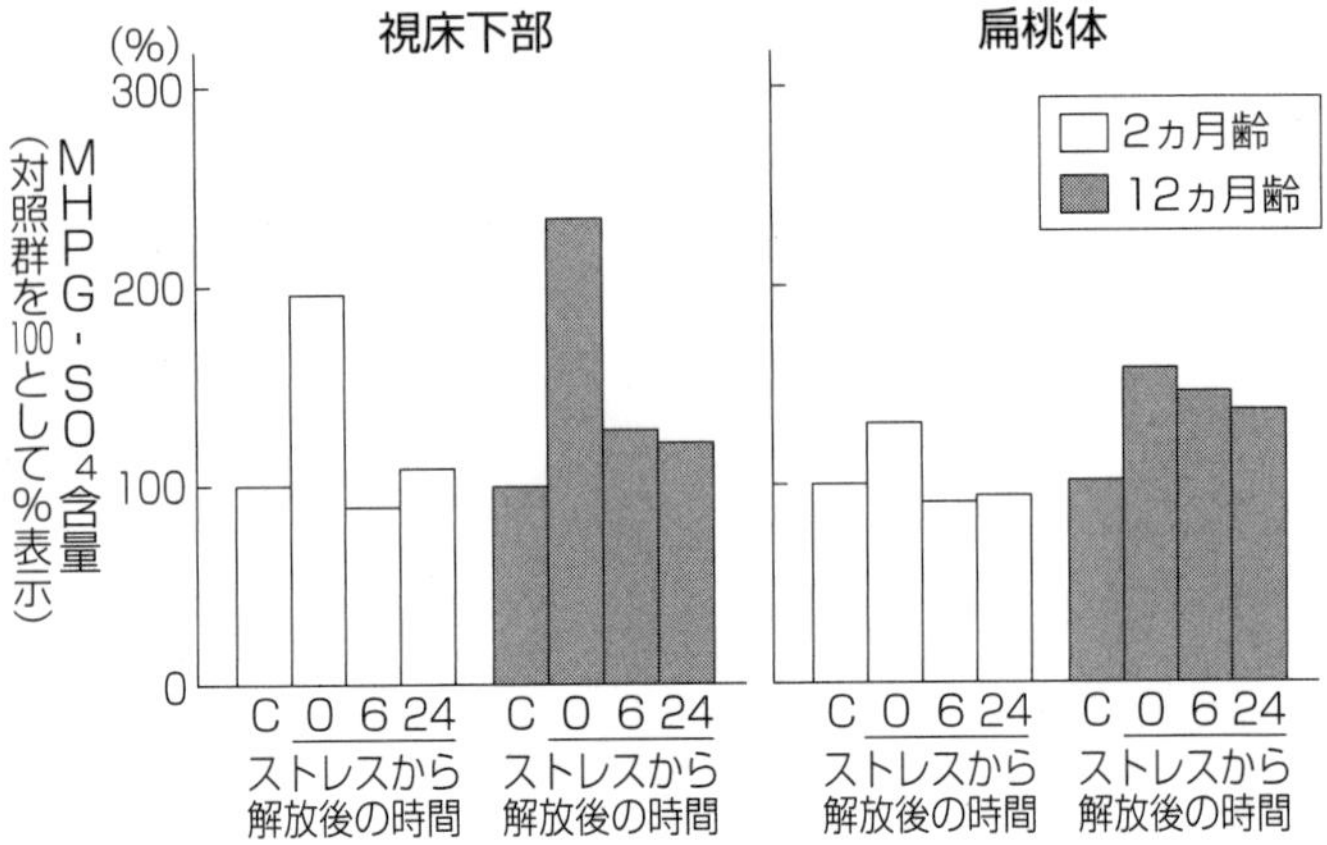

図8-3　若年ラット（2ヵ月齢）と高齢ラット（12ヵ月齢）の視床下部、扁桃体のノルアドレナリン放出に及ぼす3時間の拘束ストレスの影響とそれからの回復の差　Cは対照群

トでも同じようにノルアドレナリンの放出が亢進し、年齢による違いはほとんどみられません。

この場合も大きな違いはストレスからの回復の時間帯でみられました。若いラットでは、ストレスから解放されて六時間後には、すでに両部位ともストレスによって生じたノルアドレナリン放出の亢進から完全に回復しており、放出の程度はストレスが負荷される前の状態に戻っています。

この状態はストレスから解放されて二四時間後でももちろん同様でした。つまり、若いラットの場合、ストレスから解放されて六時間も経てば亢進していた脳のノルアドレナリン神経の働きは十分に元に戻るということです。

しかし、高齢ラットではまったく違う結果になりました。高齢ラットでは視床下部でも扁桃体でも、ストレスから解放されて六時間経ってもノルアドレナリン放出の亢進は回復していないばかりか、驚いたことには、なんと解放されて二四時間経っても、まだ完全には回復していません。とくに、不安や恐怖などの情動と密接に関係する扁桃体でそれが著しく、二四時間経っても解放直後と同じくらいのノルアドレナリン放出の亢進が生じていました。これらの結果はいろいろなことを示唆しています。

高齢になるとストレスが去っても脳は切り替わらない

まず第一は、最初の実験と同じように、ストレス反応として血漿中の副腎皮質ホルモン含量の増加や、脳のノルアドレナリン放出の亢進の程度には必ずしも年齢による差が認められなかったことです。このことは、高齢になってきても、若いときとある程度同じようにストレスに対処できるということを示唆しています。

でもそれで決して油断してはいけないことをその後の結果が示しています。

つまり、高齢化してくるとストレスによる身体反応からの回復だけでなく、脳の変化からの回復も明らかに遅れるということです。このことは私たちのストレス対処の仕方にひとつのヒントを与えてくれます。高齢化すると回復が遅れるので、回復するためには、高齢者では若い人とくらべて、それだけ十分な回復のための時間をとる必要があるということです。

もうひとつは、ストレスから解放六時間後や二四時間後は、すでに目の前からストレスは去っていて、まったくストレスがないにもかかわらず、生体の反応はまるで目の前にストレスがあるかのような、ストレスにさらされているのと同じ反応をしているということです。

つまり、目の前のストレスが去ったからといって、身体反応もストレスがなくなっているかというと必ずしもそうではなく、ストレスがないときにも体がストレス反応をしてしまっているようなことがあるということです。

このように、これらの加齢によるストレス反応の実験は高齢者のストレス対処の仕方を考えるときに非常に示唆的です。

いずれにしろ、高齢者の場合には、若い人より回復のための時間を長くとることが必要と思われます。

ところで十分な休養をとることが重要であるとしても、もしまだ十分にストレスから回復していないときに——ちょうど台風や地震に被災して十分に復興していないときに再び台風や地震が襲ってくるように——再びストレスに襲われたらどうなるでしょうか。年をとるとこのようなことは日常生活で結構あるものと思われます。私たちは次にこの問題について検討しました。

2 高齢ラットと若いラットの反復ストレスへの反応

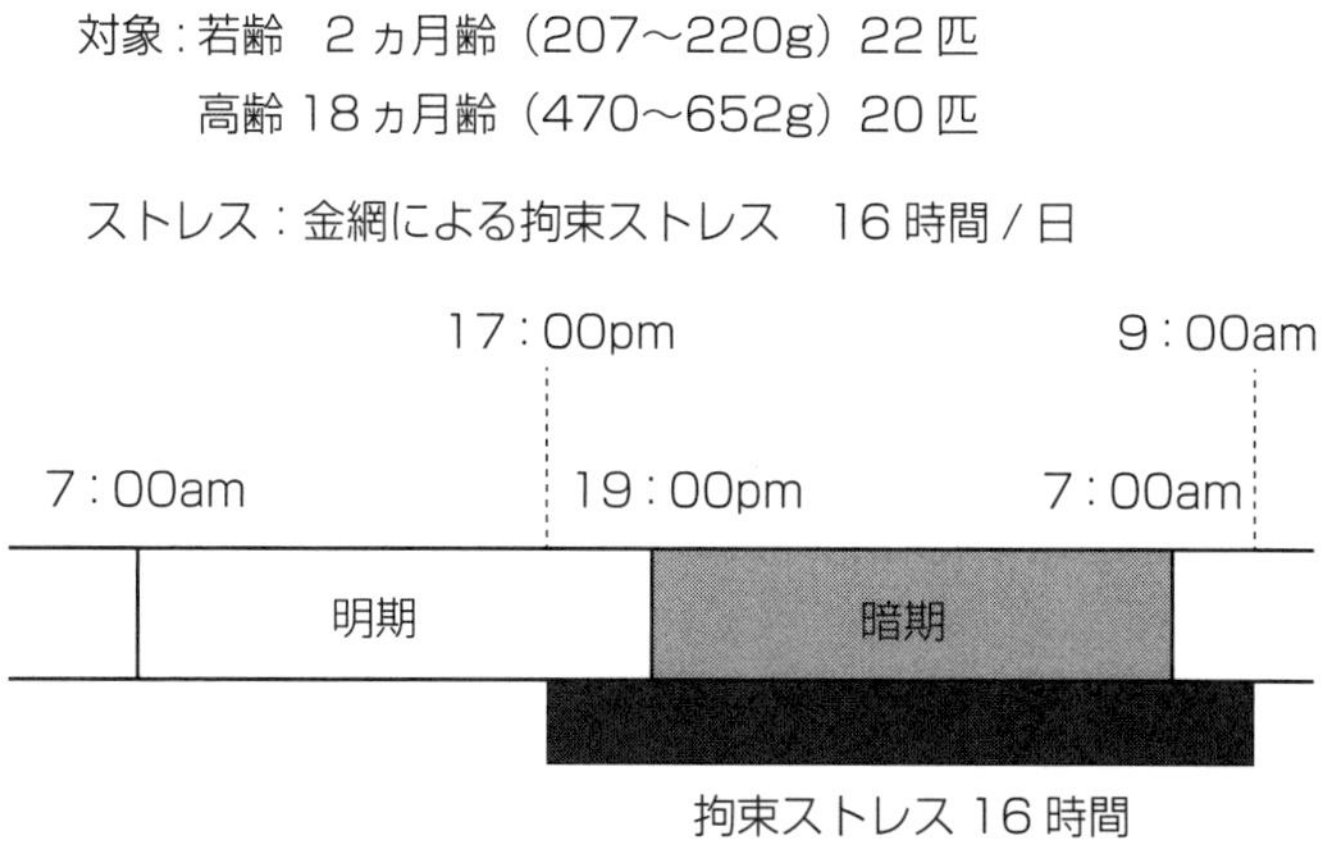

図8-4　反復拘束ストレスに対する反応の加齢差の実験デザイン

高齢ラットは体重減少が大きく回復が遅い

検証するために、反復するストレスに対して若いラットと高齢ラットがどう対応するかという実験を組みました（図８－４）。若いラットは二ヵ月齢、高齢ラットは今までよりずっと高齢の一八ヵ月齢を対象としました。拘束ストレスの負荷時間は毎日午後五時から翌朝の午前九時までの一六時間としました。ストレスを七日間負荷して、毎日の解放直後と負荷直前の状態について検討しました。

ラットは午前九時にストレスから解放され、次のストレスが負荷される午後五時までは自分のケージ（ホームケージ）で過ごし、エサも水も自由に与えられます。そのため、ストレスを負荷されている一六時間の間にラットは体重を喪失し、それに続く非ストレス状態である八時間で体重を回復させることになります。

それぞれの年齢の対照群のラットも設けました。対照

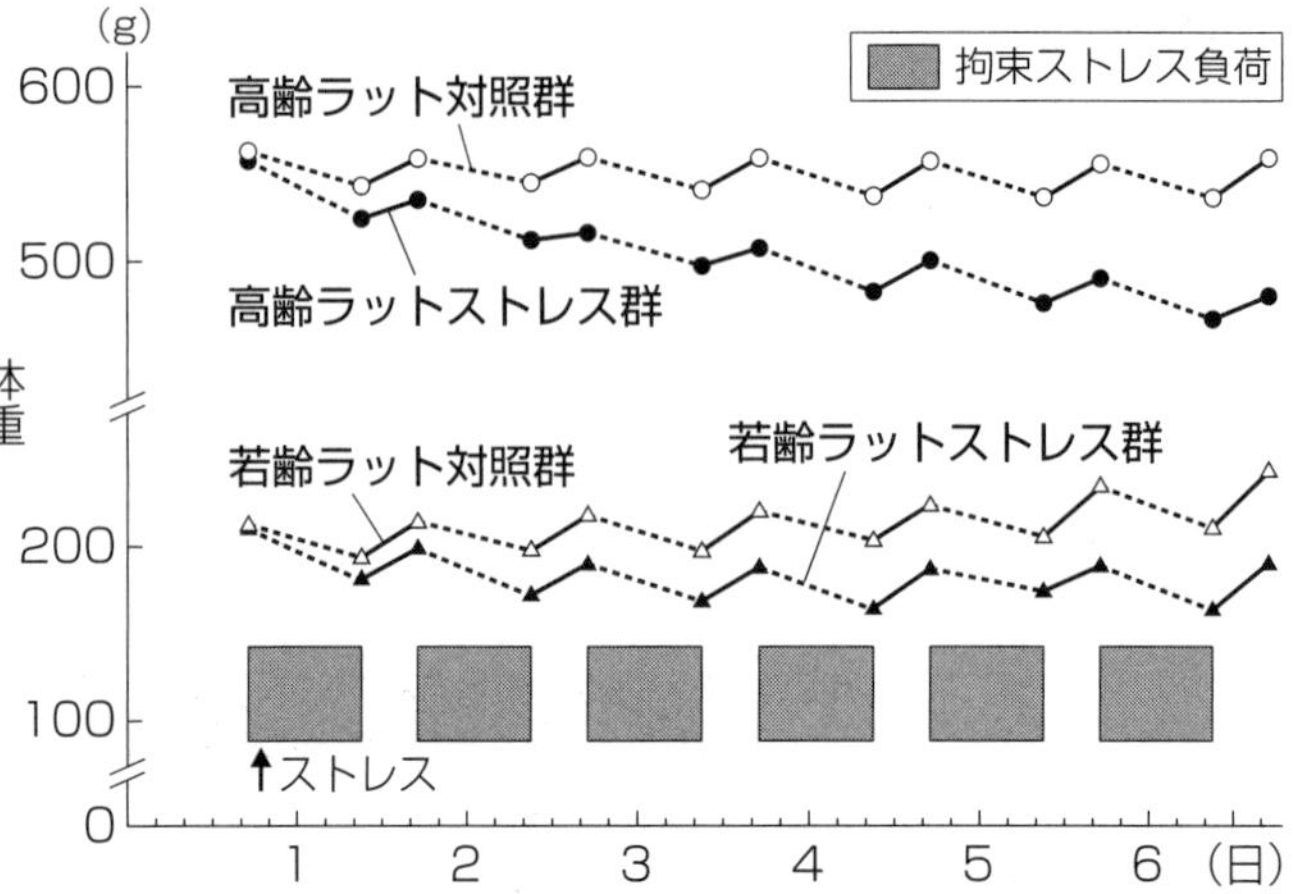

図8-5　反復ストレスによる体重の変化の加齢による差

群のラットはもちろんストレスは負荷されませんが、ストレス群がストレスを負荷されている一六時間の間は絶食、絶水となります。その後の八時間はストレス群と同じように自分のケージでエサと水を自由にとることができます。

図8－5と図8－6に体重の変化を示します。体重の変化には対照群のラットで年齢差がみられました。若いラットの場合には、ストレス群にストレスが負荷されている一六時間の間（図8－5の点線）は、対照群も絶食、絶水となりますので、その分体重が減ります。

しかし、次の八時間の間（図8－5の実線）は、水もエサも自由に摂取することができるため、この時間帯で体重を回復して、次第に体重の増加のほうが減少を上回るようになり、結果的に体重は増加してきます。

それに対して、高齢ラットの対照群では、体重の減

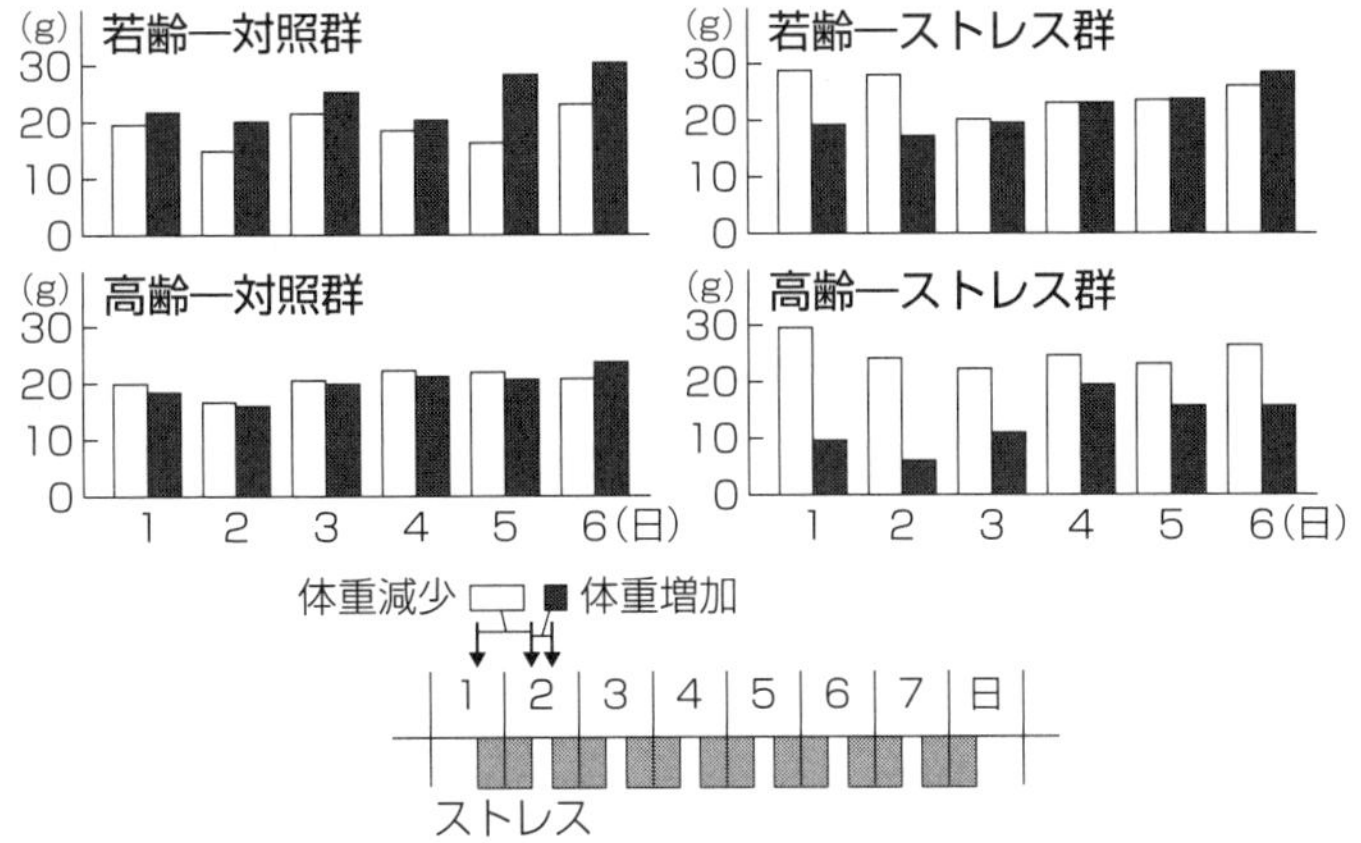

図8-6　反復ストレスによるストレス負荷時の体重減少と非ストレス負荷時の体重増加の加齢による差

少と体重の増加とがほぼ同じ程度で経過します。そのため体重が増加することはなく、なんとか同じくらいの体重を維持しているといった結果になりました。

対照群でのこの体重の変化からみただけで、絶食・絶水に対する反応として、若いラットにくらべると、高齢ラットでは反応の程度が大きく、しかもそれからの回復が遅れることが示唆されます。

高齢ラットは反復ストレスに弱い

ではストレス群のラットではどうでしょうか。若いラットの場合には、ストレスによって体重減少がみられたのは二日目まででした（図8－6）。その後はストレスを負荷されていない非ストレス期にエサを食べたり水を飲んだりするために、体重は増加するようになり、この増加がストレスを負荷されたために起こった体重の減少を十分に補うようになり、ストレスを負荷され続けたにもかかわらず、体重はほぼ一定の値で経過するようになりました。

高齢ラットでもストレスによる体重減少は、若いラットと同じように起こります。しかし、大きく違っていたのは、その減少の程度と失った体重を補えるかどうかということでした。

図8－6に示しますように、高齢ラットでは常にストレスによる体重減少が体重増加を上回ったままで経過しています。何日経ってもその減少をストレスが負荷されていない非ストレス期の増加で補うことができないということです。そのため時間の経過とともに次第に体重減少が著明になっていきました。

まとめてみますと、高齢ラットの特色として二つあげることができます。

ひとつは、高齢ラットでは、ストレスによって生じた体重減少を、非ストレス期に十分に回復させることができないということです。

もうひとつは、このようなストレス期の体重減少が非ストレス期の体重増加を常に上回るというパターンが、反復ストレスに対して慣れることなくいつまでも持続するということです。

このように、体重の減少ということに注目しただけでも、若いラットと異なり、高齢ラットはストレスに対して適応的ではないと思われます。

では、そのようなときに、ストレスホルモンである血漿中の副腎皮質ホルモンや脳のノルアドレナリン放出といった変化はどうなっているのでしょうか。

	血漿中副腎皮質ホルモン（μg/dL）	副腎相対重量（mg/g 体重×1000）
2ヵ月齢		
対照群	22.8	131
反復ストレス群		
7日目のストレス前	14.0	182
7日目のストレス後	31.6	204
18ヵ月齢		
対照群	15.8	75
反復ストレス群		
7日目のストレス前	10.9	100
7日目のストレス後	10.0	97

表8-1　反復ストレスによる血漿中副腎皮質ホルモン含量と副腎重量の変化とそれに及ぼす加齢の影響

連続するストレスに副腎もギブアップ

表8－1には、血漿中の副腎皮質ホルモン含量の変化と体重で補正した副腎の重さを示します。体重には大きな年齢差がありますので、副腎の重さをそのまま比較したのでは、差がみられてもそれは単に年齢差のせいかもしれません。そこで体重で補正した副腎の重さで比較することで、ほぼ同じ条件で若いラットと高齢ラットの比較ができます。

若いラットでは、対照群にくらべると七日目のストレスが負荷される前、六日間の連続したストレスのために副腎の重さは増えていますが、副腎皮質ホルモン量は減少しています。連続するストレスのために非ストレス期のホルモン分泌量が減っているのです。連続するストレスに対して副腎が悲鳴をあげている状態といえます。

しかし、そこに七日目のストレスが負荷されると、通常のストレスの反応でみられるのと同じように、副腎皮質ホルモン量が増加し、副腎重量も増加します。

つまり若いラットにとって連続するストレスに対して副腎はかなりバテてきていますが、それでもまだストレスに反応することはできています。

では高齢ラットではどうでしょうか。

表８－１に示したように、若いラットと同じように六日間のストレスのために七日目の副腎皮質ホルモンの分泌量は減少し、副腎の重量は増加しており、こちらもすっかりバテ気味になっています。

このように、一見したところ似たようにバテているようにみえる状態でしたが、七日目のストレスが負荷されると決定的な違いが生じたのでした。

高齢ラットでは、若いラットでみられた七日目のストレスに反応した副腎皮質ホルモン量の増加も、副腎重量の増加もまったくみられませんでした。

つまり、高齢ラットでは、ストレス反応のときにもっとも大切な働きをしている副腎皮質系が、ストレスに対してまったく反応できなくなってしまっているということです。

この状態はストレスに対して完全にギブアップ（お手上げ）してしまった状態、つまりセリエが言った全身適応症候群の最後の状態である疲はい期の反応であると考えられます。

この時期ではもう免疫系もほとんど働けなくなっている可能性があります。そのようなときに脳のノルアドレナリン神経系はどのような反応をしているのでしょうか。

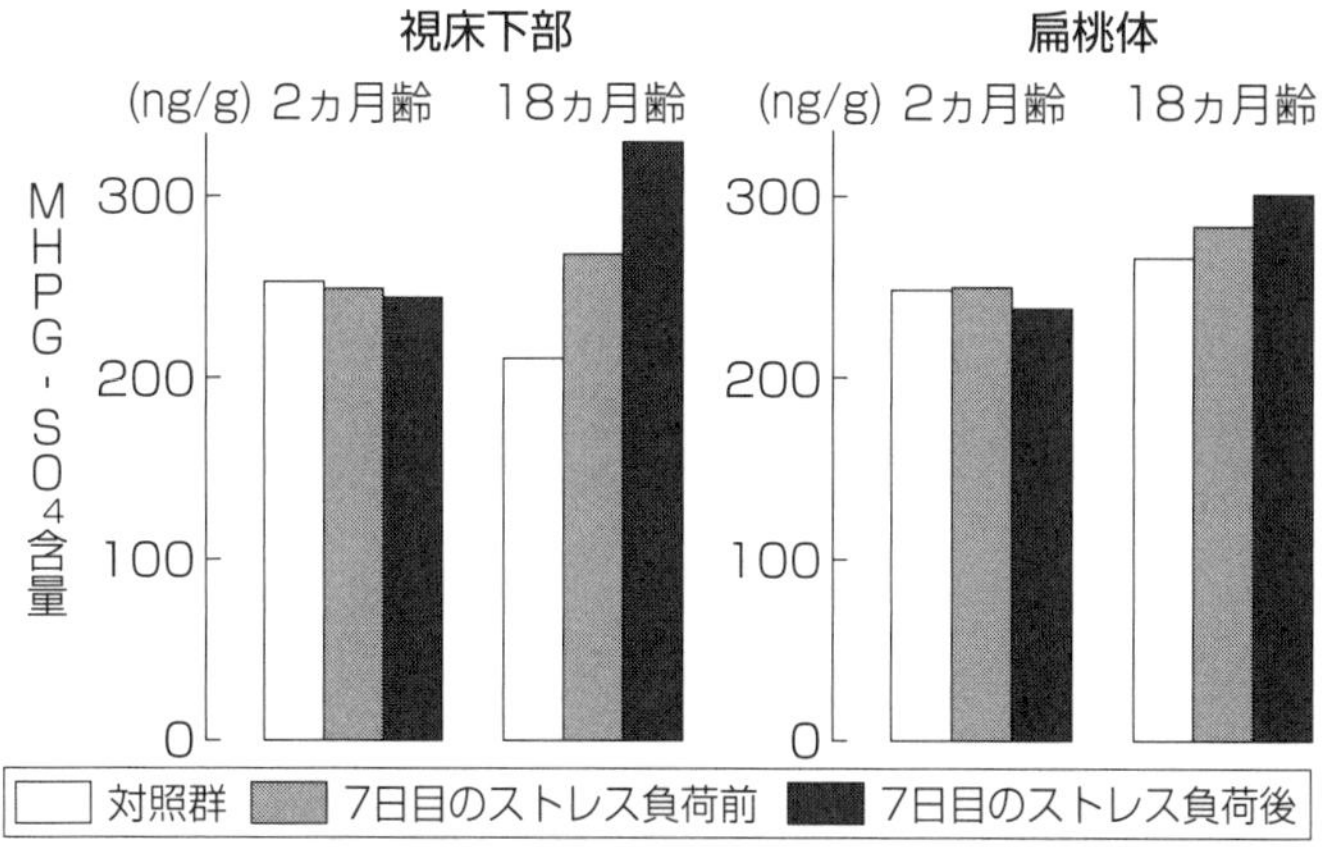

図8-7　若年ラット（2ヵ月齢）と高齢ラット（18ヵ月齢）の視床下部、扁桃体のノルアドレナリン放出に及ぼす反復拘束ストレスの影響

脳のノルアドレナリン放出も亢進し続ける

図8−7に視床下部と扁桃体のノルアドレナリン放出の変化を示します。

若いラットでは、反復しない一度だけの拘束ストレスでみられたノルアドレナリン放出の亢進が、ストレスを反復することでどちらの脳部位でもまったくみられなくなり、七日目のストレス負荷によってもノルアドレナリン放出の亢進はみられませんでした。また対照群と七日目のストレス負荷群とをくらべてもノルアドレナリンの放出には差がないことが示されました。

つまり、六日間にわたりストレスが繰り返されることで、七日目に同じストレスにさらされても、視床下部や扁桃体の新たなノルアドレナリン放出の亢進は生じないということです。若いラットでは、繰り返される比較的に物理的ストレスの関与が大きいと考えられる拘束ストレスに対して、脳のノルアドレナリンの放出の仕方からみれば、それだけ適応しているといえるようです。

これに対して、高齢ラットはきわめて異なった反応を示しました。まず視床下部のノルアドレナリン放出は、対照群にくらべてすでに七日目のストレスを負荷する前から有意に亢進しています。つまり六日間のストレスでノルアドレナリンの放出が亢進し、それが回復することなくそのまま続いた状態で七日目のストレスを迎えることになります。

そして七日目のストレスが負荷された結果、それよりさらにノルアドレナリンの放出が亢進する、つまりそれよりさらに強いノルアドレナリンの放出亢進が起こってしまうという結果が得られました。

扁桃体の結果もまったく同じで、ノルアドレナリン放出の亢進は、対照群にくらべて六日間にわたるストレスのために七日目のストレスを負荷される前からすでに有意に高くなっています。その状態で七日目のストレスが負荷されると、それをさらに上回るノルアドレナリン放出の亢進が生じました。

ノルアドレナリン含量そのものはこれら二部位とも減少していました。ノルアドレナリン放出の亢進が続いた結果、ノルアドレナリンの合成が間に合わず、そのためノルアドレナリン含量が減少してしまったと考えられます。

このように、六日間のストレスによりノルアドレナリンの放出が亢進したままになり、そこに次のストレスがくるとその亢進をさらに上回るノルアドレナリン放出の亢進が生じるという視床下部や扁桃体でみられた現象は、視床を除いた、海馬、青斑核、中脳、大脳皮質でも同じようにみられました。

このことをどう考えたらよいのでしょうか。

脳の調節機構は破綻状態に

先に、視床下部や扁桃体などの脳部位で、ストレスから解放して六時間後でも二四時間後でもストレスによるノルアドレナリン放出亢進からまだ回復していないことから、ストレスで生じたノルアドレナリン放出亢進からの回復が遅れることが加齢のひとつの特色であると述べました。

今回は、このようにまだ十分に生体がストレスから回復していないときに次のストレスが襲ったらどうなるかということを検討しましたが、その結果、高齢ラットのストレス反応の特色として二つのことが明らかになりました。

ひとつは、何日も繰り返されるストレスに対して、若いラットではストレスが負荷されないときにうまく適応して、脳のノルアドレナリン放出亢進が生じなくなっているのに対して、高齢ラットではストレスがない状態でもずっとノルアドレナリンの放出が続いたままとなっています。

このように高齢ラットではストレスからの回復が極端に遅れるというより、むしろ回復することなく、ストレスがない状態でもそのまま継続されてしまっていることが示されたのです。

もうひとつの特色は、このような状態のときに次のストレスが襲ったときの反応の違いです。若いラットでは、反復するストレスに慣れて脳のノルアドレナリン放出の亢進は生じませんが、高齢ラットではそれにまったく適応することができずに、次のストレスに応じてまたもや脳のノルアドレナリン放出が亢進してしまいます。

脳のノルアドレナリンの放出にはいろいろな調節機構があります。若いラットはそのような調節機構をうまく使って脳が適応的に作用しているようですが、反復するストレスにさらされた高齢ラットの脳では、そのような調節機構がうまく作用していない、もう少しいえば破綻してしまっているようにも思えます。

いってみれば、壊れた水道の栓から水が出続けるように、ノルアドレナリンの放出が止まることなく続いてしまっている状態とも考えられます。

高齢になると連続するストレスは病のもとに

これらの実験の前に若いラットに毎日ストレスを負荷する実験をしたところ、一匹のラットを除いてすべてのラットはストレスにみごとな慣れを示しました。しかし、この一匹のラットはまぶたを閉じてまったく動こうとせず、毛が逆立っていました。そしてこのラットでは視床下部や扁桃体はもちろん、その他の脳の部位でも、他のラットとくらべようもないくらいに著しくノルアドレナリンの放出が亢進していました。

このことから、今回のような結果は若いラットでもみられないことはない、ストレスに疲弊したときの反応とも考えられますが、圧倒的に高齢ラットでみられますので、やはり加齢したときのストレス反応の特色と考えてよいようです。つまり、ある程度のストレスの持続では、ノルアドレナリンの放出の亢進からの回復が遅れることで一時的に対応していたのが、一定の限度を超えたストレスになると、放出亢進が回復することなくそのままで経過してしまうのが、加齢の特色と考えられます。

それが何を意味しているのかは必ずしも不明ですが、これらのラットのようにおそらくストレスに対して破綻寸前にある状態のラットでは、むしろ生体の調節機構が全体的にうまく作動できなくなっており、このような状態を来していると考えられます。

このような脳の変化が、加齢によって多くなってくるうつ病などの病態や、加齢によって生じるいろいろな機能の変化などと関係している可能性があると考えられます。

加齢とストレスという課題は、今後ますます高齢化していく社会で重要性を帯びてくると考えられます。私たちの実験の結果は、とりあえずは、年をとってきたら適切な、そして十分な休養をとることが必要であることを示唆していると考えられます。

第9章　ストレス反応のドミノ倒し

1　短時間の負荷でもストレス反応は起こるのか

壮大なドミノ倒しも始まりは一枚から

ドミノ倒しというゲームがあります。昔は将棋の駒を将棋盤の上に並べて倒す将棋倒しをやったものですが、ドミノ倒しも原理は将棋倒しと同じです。しかし、ドミノ倒しは将棋倒しにくらべると、規模も大きく仕掛けも多彩です。テレビなどで放映されるドミノ倒しは、体育館いっぱいに広がり、色彩も多く鮮やかで、人形が跳び上がったり風車が回ったりと仕掛けにもいろいろな工夫が凝らされています。ドミノが倒れて一瞬の間に体育館いっぱいに素晴らしいきれいな絵が広がる光景は迫力満点です。この迫力あるドミノ倒しも、すべてのスタートは一枚のドミノを倒すことから始まります。

ストレス反応もドミノ倒しに似たようなところがあります。どんなに壮大なドミノ・ゲームもたった一枚のドミノから始まるように、生命を脅かすストレス状態も最初はごく小さな反応から始まります。次の実験では、最初の小さな反応を起こすのに、どれくらいの時間が必要なのかをみてみました。

一〇分と七〇分の拘束ストレスでも脳の反応は同じ

今まで述べてきた私たちの実験を含めて、ストレスの動物実験ではストレスが負荷される時間は少なくとも一時間くらいが一般的です。

その根拠は最低でもそれくらいの時間ストレスを負荷しないと、それなりの生体反応がとらえられないという理由が大きく、実際に胃潰瘍といった変化になると一時間でも少ないくらいです。測定技術が進んでいろいろな指標が非常に敏感にとらえられるようになると、ストレスの負荷時間はもっと短くなることも考えられます。

その一方で、一瞬ではなくある一定時間生体が反応した後の変化を知りたいといった理由もあり、その場合にはストレス負荷時間が長くなることもあります。

いろいろ理由はありますが、実際にはストレス実験では少なくとも一時間のストレス負荷といった条件が選ばれているのが大半です。

では、神経伝達物質の放出の変化をみるといった実験で、一時間といったストレス負荷が必要なのでしょうか。もっと短い時間のストレス負荷ではどうなるのでしょうか。

私たちはこの問題について検討するために、拘束ストレスを一〇分間負荷するという実験をおこないました（図9－1）。

　つまり、ラットにわずか一〇分間の金網での拘束ストレスを負荷し、それから解放直後（解放〇分後）、解放二〇分後、解放四〇分後、解放六〇分後の脳のノルアドレナリン放出の変化を、連続して七〇分間ストレスを負荷され続けたラットと比較しました。連続ストレスを七〇分間としたのは、解放六〇分間群のラットではその前に一〇分間のストレス負荷があるので、それを合計した七〇分間を連続してストレスを負荷する時間としました。

　その結果は図9－1に示すとおりで、視床下部ではわずか一〇分間という短時間のストレス負荷であっても、ストレスから解放後のどの時間帯でもノルアドレナリン放出が対照群とくらべて有意に増加し、その程度は連続して七〇分間ストレスを負荷され続けたラットの結果とも有意な差は認められませんでした。

　扁桃体でもノルアドレナリン放出は亢進し、解放四〇分後には対照群にくらべて有意な差がみられました。

　ノルアドレナリン神経細胞の細胞体がある青斑核でも視床下部と同じ変化で、ストレスから解放後のいずれの時間帯でもノルアドレナリン放出は亢進し、その程度は七〇分間連続してストレスを負荷されたのと同じくらいでした。

　この結果は、わずか一〇分間だけであっても、いったんストレスが負荷されれば、その後はストレスから解放されていても、連続して一時間以上ストレスを負荷され続けたのとあまり変わらない

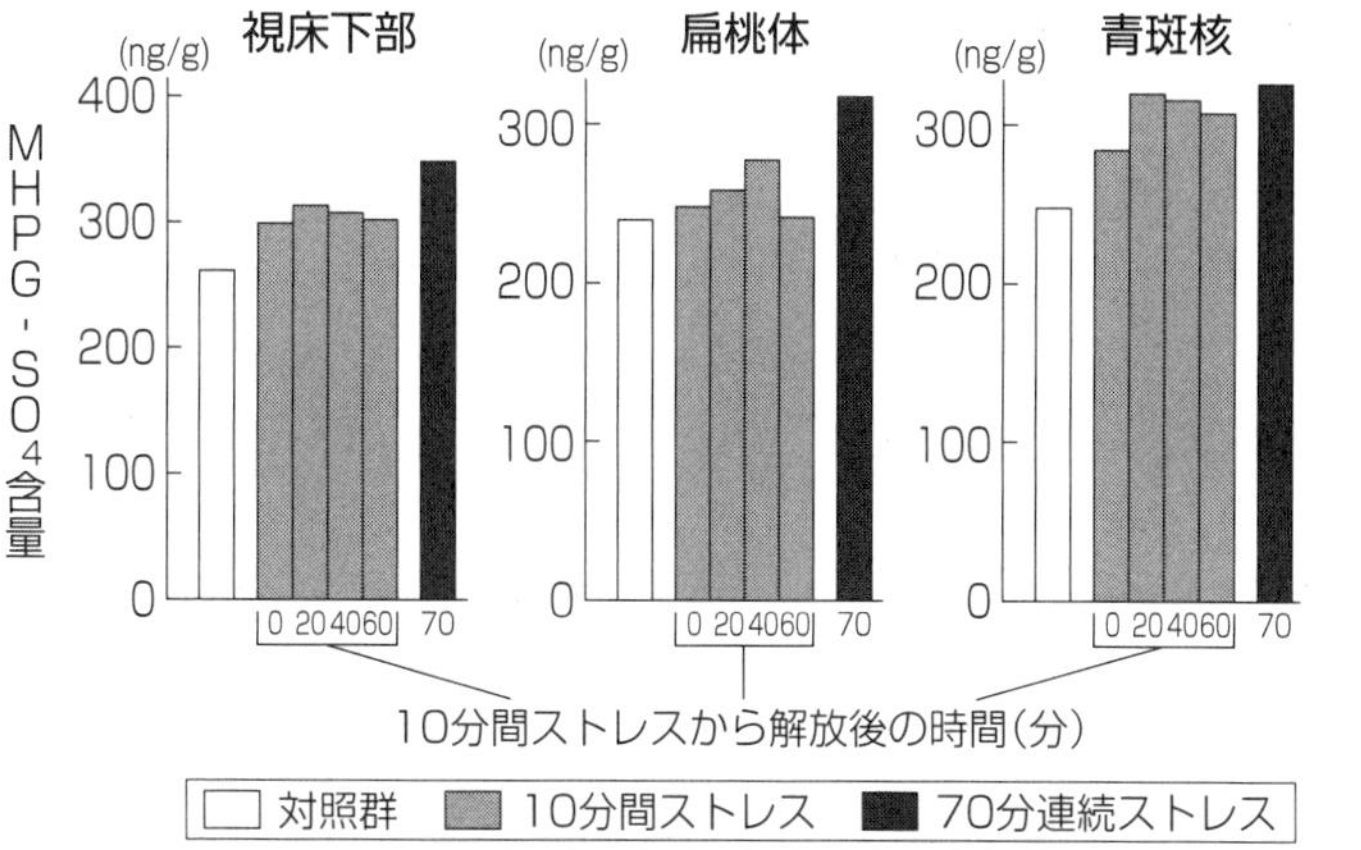

図9-1　70分間の連続拘束ストレス負荷と10分間の拘束ストレスから解放0分後、20分後、40分後、60分後のラットの視床下部、扁桃体、青斑核のノルアドレナリン放出の変化

くらいのノルアドレナリン放出の亢進が生じることを示しています。考え方によれば、ノルアドレナリン放出亢進を引きおこすためには、必ずしも一時間以上ストレスを負荷しないでも、わずか一〇分間でも十分であるということになります。

そこで私たちはもっと極端な条件にチャレンジすることにしました。

たった一分のストレスでも十分な負荷に

それはわずかに一分間だけ拘束ストレスを負荷するという実験です。

この実験では一分間拘束ストレスを負荷して、すぐにストレスから解放し、解放二〇分後と四〇分後の脳のノルアドレナリン放出の変化を、連続して二五分間もしくは四五分間ストレスを負荷された群と比較しました（図９－２）。

その結果、驚いたことには図９－２に示すよう

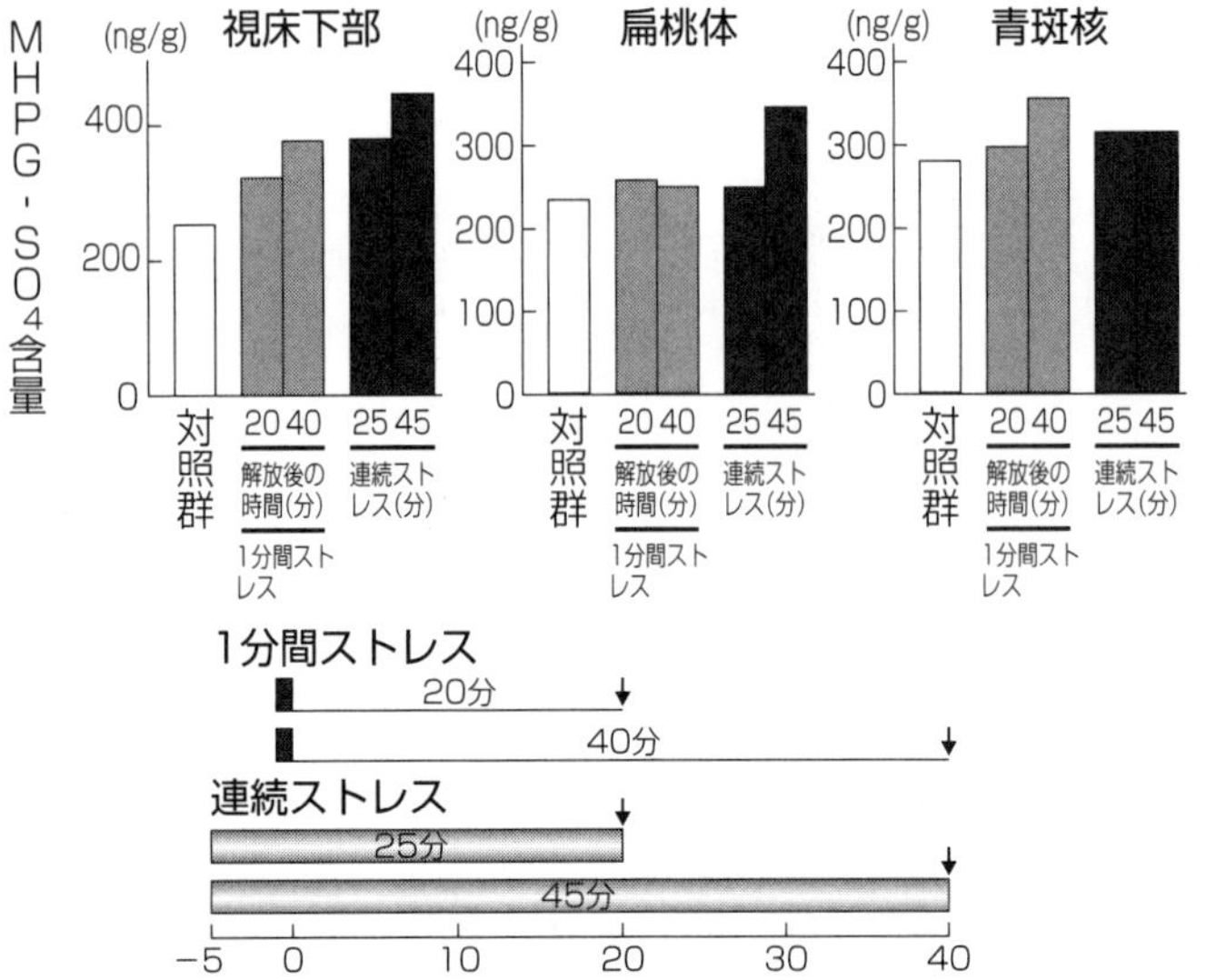

図9-2　25分間もしくは45分間の連続拘束ストレス負荷と１分間の拘束ストレスから解放20分後、40分後のラットの脳各部位のノルアドレナリン放出の変化

に、視床下部では一分間のストレス負荷であっても有意なノルアドレナリン放出の亢進が生じ、その程度はさすがに四五分間連続してストレスを負荷した群にくらべると弱いものの、二五分間連続してストレス負荷された群とは変わらないくらいのノルアドレナリン放出の亢進が生じました。

青斑核では一分間ストレスから解放四〇分後では、連続して二五分間もしくは四五分間ストレスを負荷したより多くのノルアドレナリン放出の亢進が生じることが明らかになりました。

扁桃体では四五分間の連続ストレス群では、有意にノルアドレナリン放出が亢進しましたが、一分間のストレスから解放後では二〇分後でも、四〇分後でも有意なノルアドレナリン放出の亢進はみられませんでした。

次に、これらのことをマイクロダイアリシス法を用いて確かめました。灌流するための管（プローブ）はストレスに対して敏感に変化する内側前頭前野という大脳皮質に植え込まれています。この場合も一分間だけ拘束ストレスを負荷しました。結果は図9‐3に示すとおりで、一分間の拘束ストレスにより灌流液中のノルアドレナリン含量は有意に増加しました。この結果からも、一分間のストレス負荷により脳のノルアドレナリン放出が亢進することが明らかになりました。

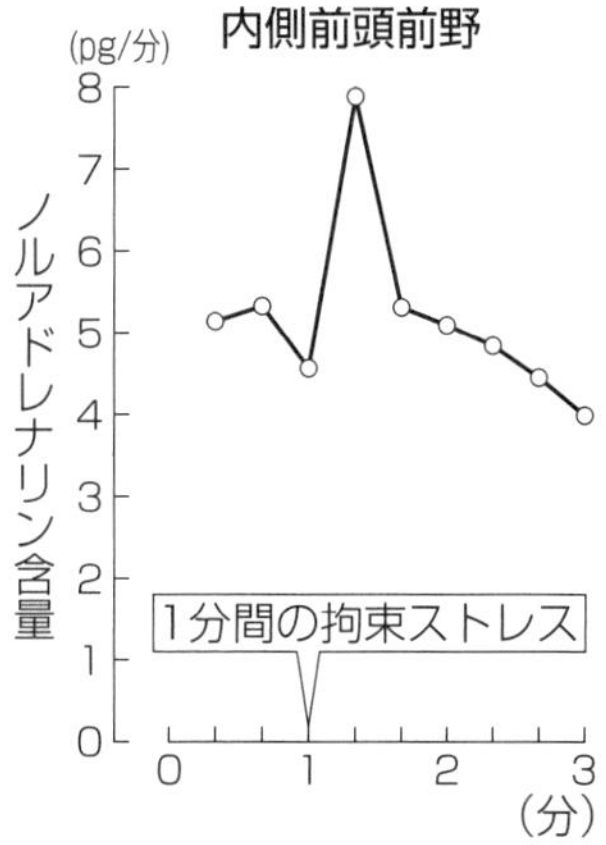

図9-3　1分間の拘束ストレスが脳（内側前頭前野）のノルアドレナリン放出に及ぼす影響（マイクロダイアリシス法）

ヒヤリとした瞬間にも脳のストレス反応は起きている

以上示したように、ごく短時間ストレスに暴露されただけで、生体は一定のストレス反応をするようになっていると考えられます。ちょうど一枚のドミノが倒されたら、それに連なった数多くのドミノが次から次に倒れていくのと似ています。

私たちの生活では、あやうく車がぶつかりそうになったという状況と似ているかもしれません。実際には車はぶつからないで済んだのに、事故を回避した直後から心臓がドキドキし手のひらに汗が出てきたといった経験をされた方は多いと思います。おそらくそのときの反応は不安といったものより、緊張、驚愕といったものに近いのでしょう。そのため自律神経系や内分泌系などを動員して当面の処理をするために、視床下部や青斑核でノルアドレナリンの放出が亢進しますが、不安や恐怖と強く関係する扁桃体のノルアドレナリン放出の亢進にまでは至らなかった可能性があります。

扁桃体などの変化が生じるためには、やはりもう少し長めのストレス負荷時間が必要なのかもしれません。

しかし、このような負荷時間が極端に短いストレスであっても生体にかなりの変化が生じていることは興味のあることです。

車の事故寸前といった状況だけでなく、非常に危ない状況だったけれどなんとかそれを回避することができた、後から考えたら本当に危なかったなーとホッとするような状況は日常生活で結構経験されることではないでしょうか。

この実験の結果から考えますと、そのようなときにも生体はそれなりのストレス反応をしているものと思われます。

2　ストレス反応のひきがね機構

一連のストレス反応のひきがねを引くものは？

短時間のストレスへの暴露、それも一分間といったごく短時間のストレス暴露であっても、それよりはるかに長い間ストレスに暴露されたのとほぼ同じ程度の脳のノルアドレナリン放出の亢進がみられました。また血漿中の副腎皮質ホルモンが増加することも確認されました。

また、後述するように、これらのストレス反応は抗不安薬であるジアゼパムや、脳内麻薬といわれるオピオイド・ペプチドのひとつであるメチオニン－エンケファリンを投与することで抑制されます。しかし、この抑制作用は、ストレスに暴露される前にこれらの薬物が投与されれば発揮されますが、一度ストレスに暴露されてから、つまり一度生体のストレス反応がスタートしてしまってから投与されても出現しません。

このような二つの事実をあわせて考えると、ある程度のストレスが負荷されると、それがたとえ短時間であっても、一連のストレス反応が生じてしまうことが考えられます。いってみれば、生体にとって「賽《さい》は投げられた」といった状況がくるのかもしれません。そのため一連のストレス反応を引きおこすスイッチが入ってしまった状態になることが考えられます。ストレッサーの強さや時間の持続などが一定の基準を超えたらストレス反応という一連の生体反応が生じてしまう、そのことを私たちはストレスの「ひきがね機構」と呼ぶことにしました。

おそらく生体を守るために次から次にいろいろな生体反応が繰り出されてくるストレス反応は、先に述べたようにドミノ倒しに似ています。ドミノ倒しでは、最初は一枚のドミノが倒されることから始まります。ひきがね機構の存在は、ドミノ倒しと同じように最初のドミノを倒すのは何だろうかという疑問を私たちに引きおこさせます。はたしてストレス反応で最初のドミノを倒すのは何なのでしょうか。

このような疑問の一端でも明らかにできたらと、私たちは次の実験にとりかかりました。そのためには、最初のドミノを倒すと思われる物質を想定する必要があります。

最初のドミノを倒すのはCRHか?

最初のドミノを倒す候補として、私たちはまずＡＣＴＨ放出ホルモン（ＣＲＨ、Corticotropin-releasing hormone、ＣＲＦという言い方もあります）を考えました。

ＣＲＨは視床下部から分泌されるホルモンで、脳下垂体の前葉からＡＣＴＨ（副腎皮質刺激ホルモン）が分泌されるのを促すホルモンです。分泌されたＡＣＴＨが、さらに副腎皮質からの副腎皮質ホルモンの分泌を促します。

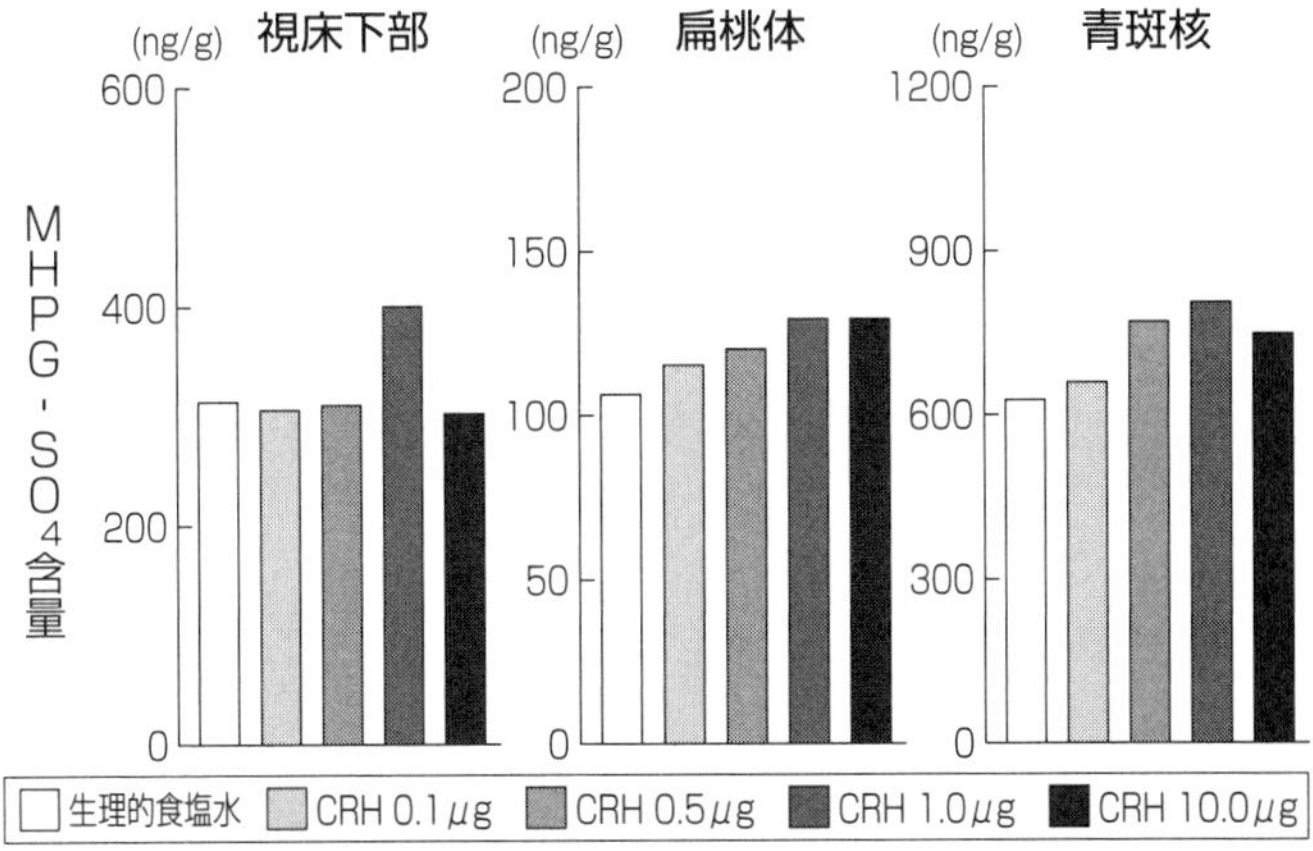

図9-4　脳室内投与したCRHの視床下部、扁桃体、青斑核のノルアドレナリン放出に及ぼす作用

その意味では、視床下部―下垂体―副腎皮質系という生命維持にとって大切な一連のホルモンのシステムのなかで、最上位に位置するホルモンで、おそらくストレス状態ではもっとも早く変化するホルモンと考えられます。

そこで、まず最初にCRHそのものが脳のノルアドレナリンの放出亢進を引きおこすかどうかを検討しました。

CRHはアミノ酸が連なっているペプチドと呼ばれる構造をしていて、末梢から投与しても脳には移行しません。そこで投与法は、脳の中にある脳脊髄液で満たされた脳室という部位に投与する脳室内投与ということになります。CRHを生理的食塩水に溶かし、あらかじめ脳室に植え込んでいたカニューレ（管）に脳室投与用のごく細い針を挿入し、ゆっくり注入して一時間後の脳を調べました。

その結果は図9－4に示すとおりで、CRHは視床下部、扁桃体、青斑核でノルアドレナリンの放出を有意に亢進させました。つまり、ストレスが負荷されていないにもかかわらず、ＣＲＨの投与のみでストレスと同じようにこれらの部位のノルアドレナリン放出が亢進することがわかりました。

私たちはそれを今度は脳内マイクロダイアリシス法で確かめました。

脳を灌流するための細い管であるプローブは、前部視床下部に植え込んであります。

生理的食塩水の脳室内投与ではノルアドレナリン放出はほとんど変化しませんが、ＣＲＨを脳室内に投与しますと、図９－５のようにノルアドレナリンの放出量は次第に増加し、投与して四〇分後には投与前とくらべて有意な差がみられ、その後も放出の亢進は投与後二時間以上経ってもまだ続いていました。

では副腎皮質ホルモンへの影響はどうだったでしょうか。当然のことながらＣＲＨの脳室内投与のみで、ストレス負荷時と同様に血漿中の副腎皮質ホルモン量は有意に増加しました。

これらのことからＣＲＨは、ストレスが負荷されたときと同じように、血漿中の副腎皮質ホルモ

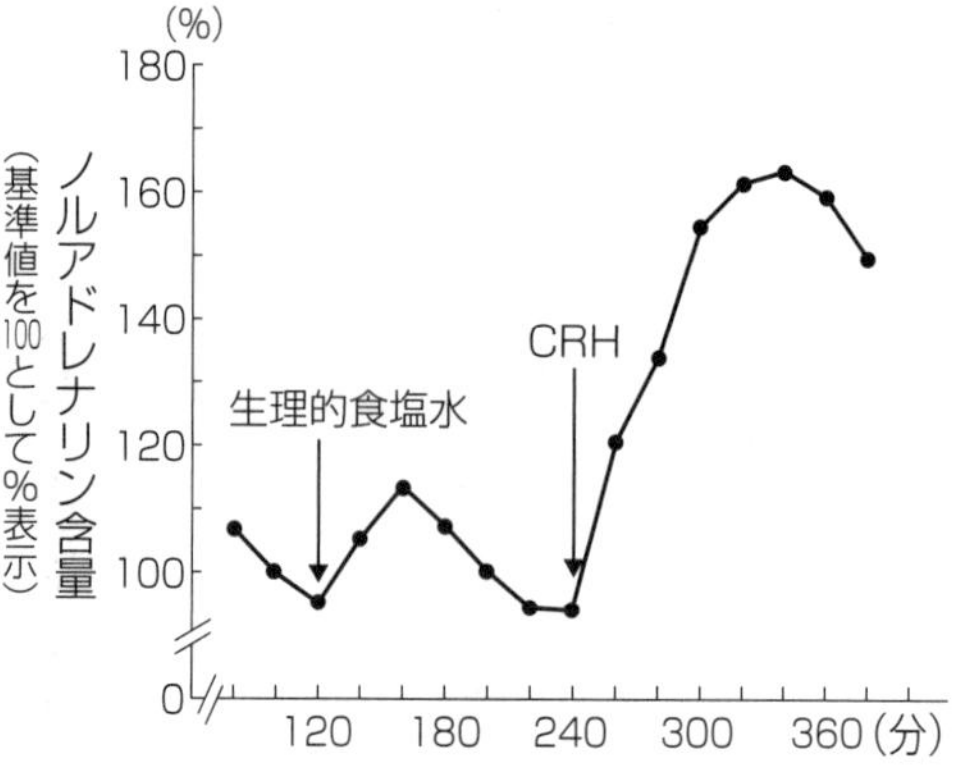

図9-5　脳室内投与したCRHの前部視床下部のノルアドレナリン放出に及ぼす影響（マイクロダイアリシス法）

ン量を増加させ、視床下部、扁桃体、青斑核のノルアドレナリン放出を亢進させることが示されましたので、一連のストレス反応の初めの部分でＣＲＨが関与している、もう少しいえばＣＲＨがひきがねのひとつとして作用している可能性はあると考えられます。

検証――ＣＲＨの働きを止めてみる

この考え方をさらに進めるために、私たちは次にこれらの実験とはまったく逆にＣＲＨが働けないようにしたら、ストレス反応はどうなるかについて検討しました。もし、ストレスの最初の段階でＣＲＨが決定的な役割を担っているとするなら、ＣＲＨが働けないような状況にしてストレスを負荷したときには、一連のストレス反応が生じなくなっていいはずです。

そのためにＣＲＨの拮抗薬《きっこう》を使用することにしました。ＣＲＨはＣＲＨ受容体に結合してその作用を現します。拮抗薬というのは、自分はＣＲＨ受容体に結合しますが、結合するだけでなにも作用を現さないような薬のことをいいます。拮抗薬がＣＲＨの受容体に結合しますと、ＣＲＨそのものが受容体に結合するのを妨害されることになり、ＣＲＨの作用が抑えられてしまいます。

私たちが使用したのは、α-helical CRH 9-41（α－ｈＣＲＨ）と呼ばれる拮抗薬です。あらかじめ脳室内にα－ｈＣＲＨを投与しておき、それから拘束ストレスを一時間負荷しました。

その結果は図９－６に示すとおりです。α－ｈＣＲＨそのものだけの投与（非ストレス群）は、脳のいずれの部位でも、ノルアドレナリン放出に影響を及ぼしませんでした。

ストレスによって生じる視床下部、扁桃体、青斑核のノルアドレナリン放出の亢進は、あらかじめα－hCRHを投与しておくことで有意に抑制されました。同じように、ストレスによって引きおこされる血漿中の副腎皮質ホルモン量の増加も、α－hCRHの前投与で抑制されました。

この結果は私たちが予測していたものと同じ方向の結果でした。その意味では、確かにストレス初期の段階でCRHが大きな役割を果たしているとある程度いえるように思われます。

しかし、α－hCRHはストレスによる脳のノルアドレナリンの放出亢進および血漿中の副腎皮質ホルモン量の増加を確かに抑えていましたが、残念ながら完全に抑えることはできませんでした。

その理由としては、α－hCRHが十分に有効な拮抗薬ではなかった可能性や、ストレスの最初の段階でCRH以外のものも関与している可能性などが考えられます。

ただ、この実験からいえることは、絶対ではないにしても、一連のストレス反応を引きおこしていくうえで、やはりCRHはストレスの初期の段階で重大な役割を担っている可能性が高いということです。

先に述べたストレス反応のひきがね機構を想定したときに、その機構の中で果たすCRHの役割は大きいものと考えられます。CRHの生理作用は副腎皮質刺激ホルモン（ACTH）を放出させるという従来考えられていた本来の作用のほかに、交感神経系を賦活したり、免疫系や鎮痛作用や

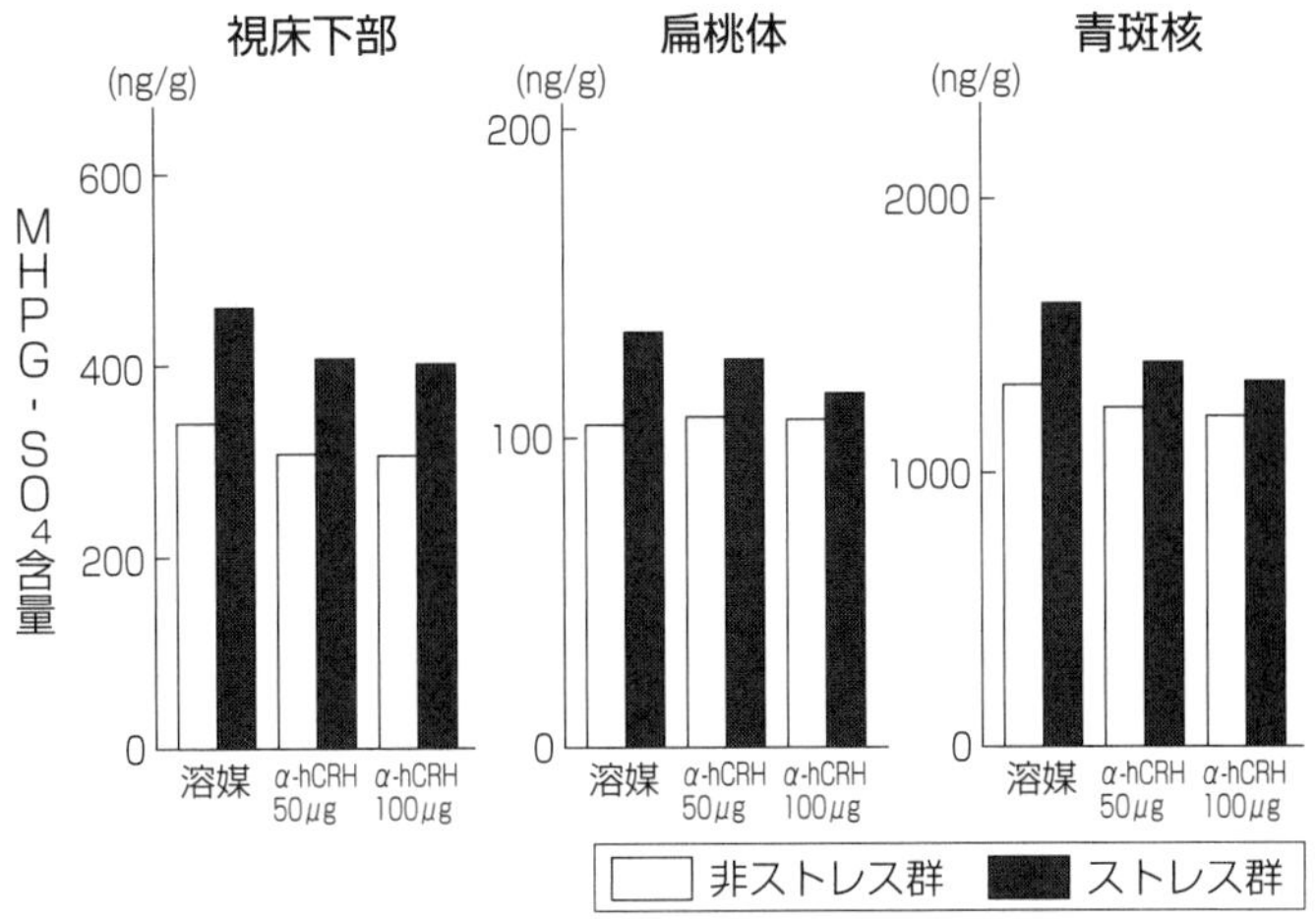

図9-6　CRHの拮抗薬であるα-helical CRH（α-hCRH）のストレスによる脳のノルアドレナリン放出に及ぼす影響

炎症作用に関与したり、不安に関与したりと多彩な機能が考えられています。

ひきがね機構と脳の三つの系の連係

私たちの実験結果から、ストレスのひきがね機構におけるCRHの関わりの一部を示すことはできました。しかし、CRH以外の物質の関与も大いに考えられます。ある意味では、それがまさに脳の複雑さともいえるように思います。

最近の考え方では、神経系、内分泌系、免疫系という生体を調節する三つの系がそれぞれ独自の作用を発揮しているだけでなく、それぞれの系は互いに影響し合って作用している、つまり神経―内分泌―免疫連関という形で生体調節に関わっていると考えられています。

私たちのいうひきがね機構は、これらの系の一部を形成しつつ、その一方でこれらの系と密接に相互連絡した形で一連のストレス反応に関わっていると考えられます。

第10章　昼のストレスと夜のストレス

1　昼と夜のストレス反応の違い

睡眠と覚醒のリズム

私たちの体は睡眠─覚醒をはじめとしたいろいろなリズムにしたがって働いています。リズムの障害は現代社会における大きなストレスのひとつといえます。このような障害のなかでよく知られているのは時差ぼけ＝ジェットラグといわれるものです。海外に旅行して行った先でまったく眠れなかったとか、または帰国して突然真夜中に目が覚め、それから頭が冴えてしまって眠れなかったといった経験をした方は多いと思います。

また昼夜交代勤務によってさまざまな精神身体障害が起こることもよく知られています。私も昔は医師として当直をしていました。率直にいって真夜中の往診や急患はつらいものがありました。なんとなく、目がちゃんと覚めている昼間にストレスにさらされるのにくらべると、夜眠たいのを叩き起こされてストレスにさらされるほうがこたえるような感じがします。

はたしてヒトが夜間にストレスにさらされるのと昼間にストレスにさらされるのとでは違いがあるのでしょうか。

このことについていくつかの角度から検討してみました。

一日の中の活動期と非活動期

私たちは一般的に、昼間に働いたり学校に行ったりして活動しています。そして夜間に眠るのがふつうです。その意味では、ヒトでは一般的に昼間が活動期で夜間が非活動期になります。

ところがラットではそれが逆になっています。ラットの行動を一日中観察してみますと、エサを食べたり、水を飲んだり、動き回ったりといった活動をもっぱらしているのは暗いとき、夜間です。反対に眠ったり、静かにして活動していないのは昼間です。ラットにとっては昼間が非活動期、夜間が活動期で、活動のリズムがヒトとはまったく逆になっています（図10－1）。動物実験ではこのようなことへの配慮が大切です。

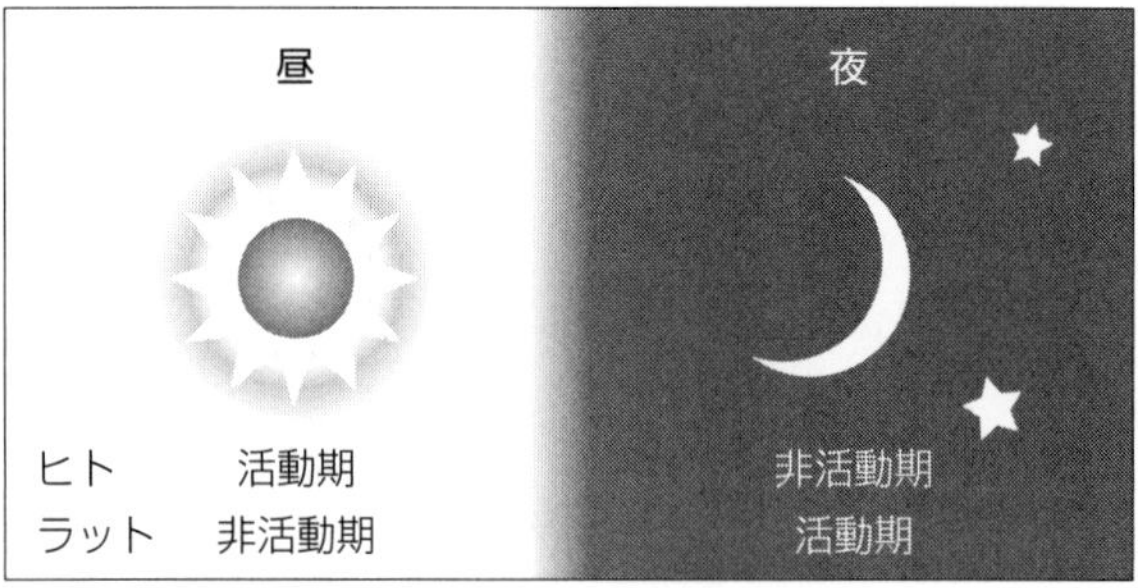
昼
夜
ヒト　活動期　非活動期
ラット　非活動期　活動期
図10-1　ヒトとラットの活動期の違い

ラットは午前七時に点灯、午後七時に消灯という照明条件で飼育されていますので、午前七時から午後七時までの電気がついている明るい時間帯（明期）が非活動期、午後七時から午前七時まで

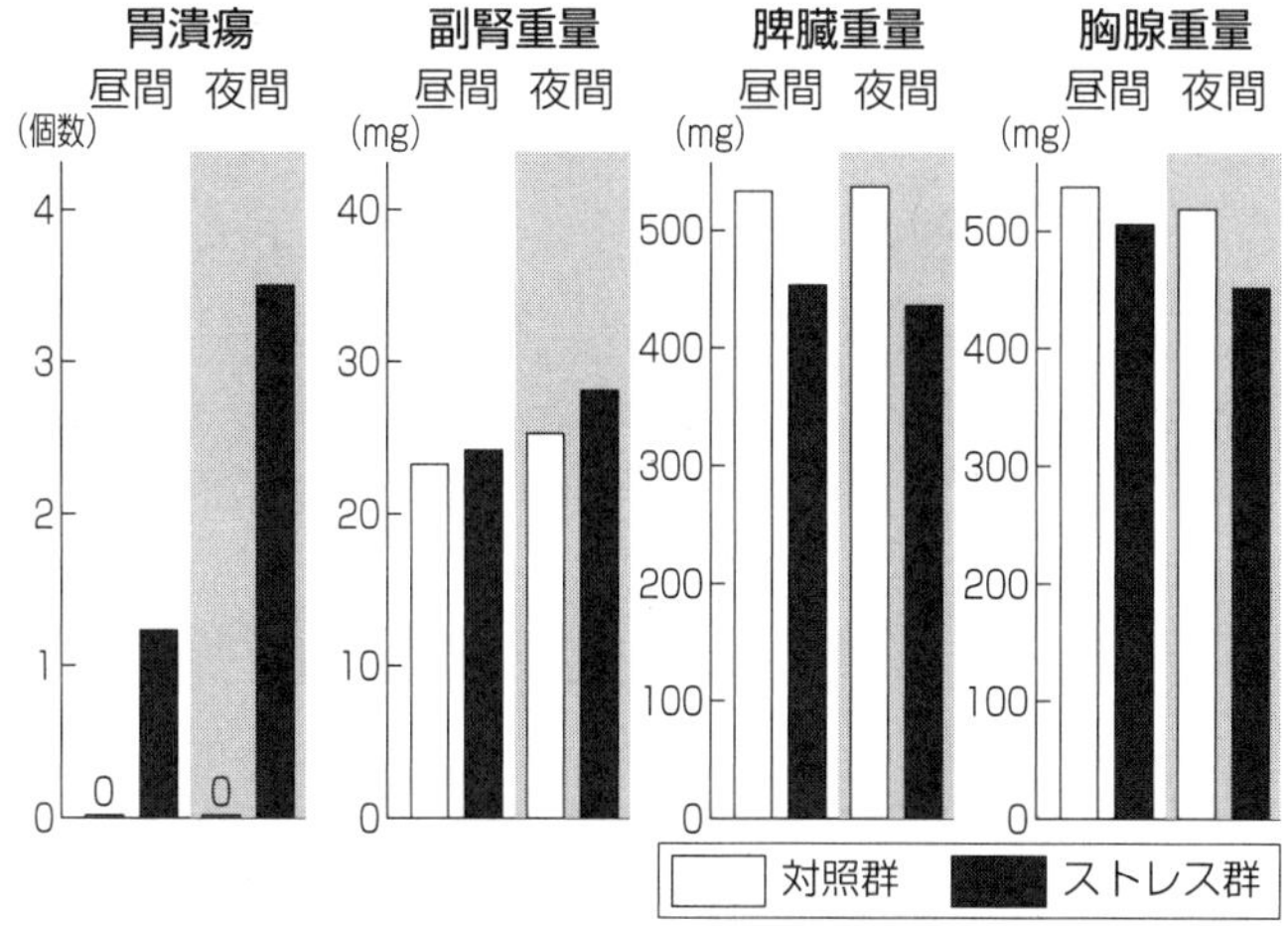

図10-2　活動期（夜間）のストレス負荷と非活動期（昼間）のストレス負荷の胃潰瘍の発生、副腎重量、脾臓重量、胸腺重量に及ぼす影響

の暗闇の時間帯（暗期）が活動期ということになります。

体も脳も活動期のストレス反応のほうが大きい

そこで、まずストレスによる臓器の変化が夜（活動期）と昼（非活動期）とで違うかという実験をおこないました。ストレスは金網による拘束ストレスです。非活動期のストレス負荷は午前七時から一二時間、活動期のストレス負荷はそれとちょうど一二時間違う午後七時から一二時間です。非活動期はよいとしても活動期の場合には完全に真夜中の実験です。

その結果、図10－2に示すように非活動期のストレスにくらべると、活動期のストレスのほうでひどい胃潰瘍ができ、副腎重量の増加もより著しく、脾臓重量と胸腺重量はより軽くなっていました。つまり、胃潰瘍の発生、副腎の肥大、胸腺や

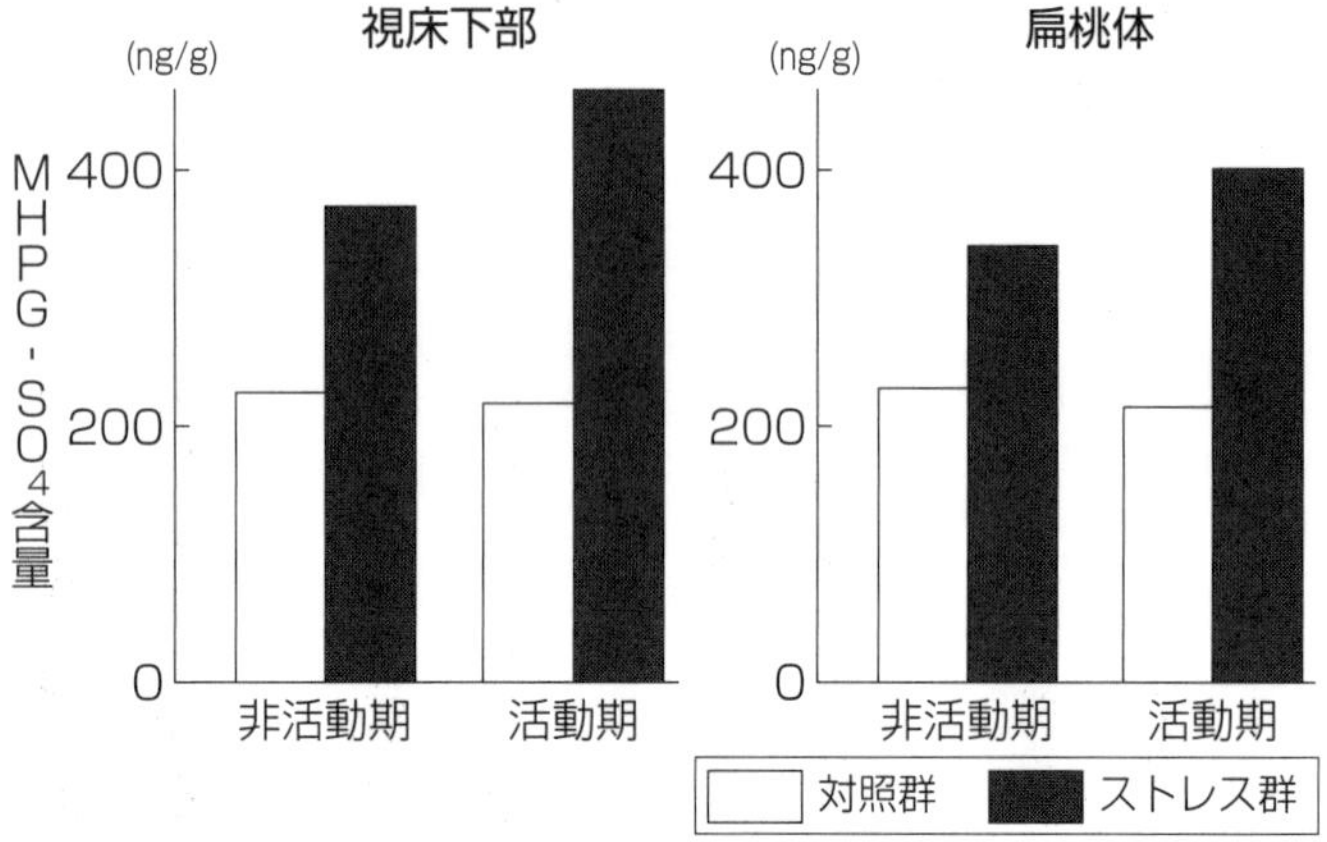

図10-3　拘束ストレスによる視床下部と扁桃体のノルアドレナリン放出亢進の活動期と非活動期の差

脾臓の萎縮という、ふつうにみられるストレス反応は、ラットにとって活動期である夜間にストレスを負荷されるほうがひどくなるという結果が得られたのでした。

副腎皮質ホルモンはストレスで著明に増加しましたが、非活動期と活動期との間で差は認められませんでした。

次にストレスによる脳のノルアドレナリン放出の亢進に非活動期と活動期で差が認められるかについて検討しました。その結果は図10－3に示すとおりで、視床下部でも扁桃体でもノルアドレナリンの放出は非活動期のストレスでも活動期のストレスでも著明に亢進しました。しかし、その程度は活動期にストレスを負荷されたほうが強く、非活動期のストレスに対して有意な差がみられました。

このように臓器の変化、脳のノルアドレナリン放出亢進の程度からは、活動期のストレスのほうの変化が大きいという結果になりました。ヒトの活動期である昼間より、非活動期である夜に、眠たいのを叩き起こされてストレスにさらされるほうがこたえるだろうという私の予測とはまったく反対の結果が得られたのでした。

昼夜逆転させて検討した結果は？

一般に、生体にみられるリズムの変動の多くは外界の周期的な変化に同調して起こっています。このような外からの因子は同調因子と呼ばれていますが、ラットにとっては明暗周期、つまり光がもっとも強力な同調因子とされています。今まで述べたような昼と夜の違いが、もし光（明暗周期）によって生じているのなら、午前七時から明るくなり、午後七時に暗くなるという照明の条件を逆転したならば、今回得られた昼夜のストレス反応の違いも逆転されるはずです。このような結果が得られるなら、今回の昼と夜のストレスで差があるという結果がさらに裏付けられたことになります。そこで昼夜のリズムを逆転するようにしました。

今までとは逆に、それまでは午前七時だった点灯を午後七時に変更し、午後七時だった消灯を午前七時に変更しました。つまり午前七時から暗くなりその後ずっと暗くて午後七時から明るくなるという照明の条件になります。

午前七時から午後七時が暗い時間（暗期）、午後七時から午前七時が明るい時間（明期）となります。このような条件で三週間飼育するとラットは新しい昼、夜のリズムに慣れてしまいます。ち

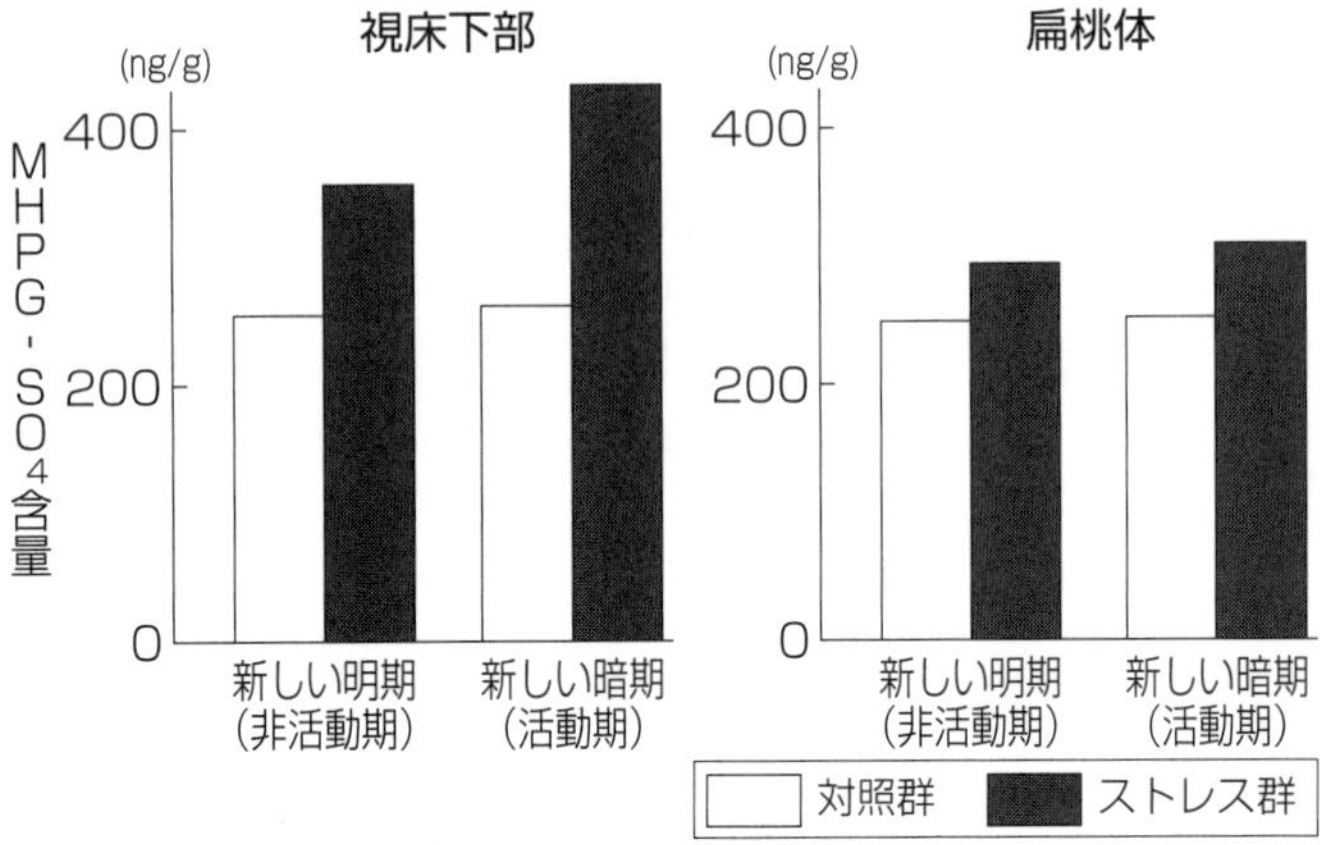

図10-4　昼夜逆転ラットにおける拘束ストレスによる視床下部と扁桃体のノルアドレナリン放出亢進の昼夜差

ょうど海外に行ったときの時差ぼけが三週間もしたらすっかりその時間に慣れてふつうに活動できたり、眠れたりできるようになるのと似ています。

この条件で同じ実験を繰り返しました。その結果、ストレスによって副腎皮質ホルモンは著明に増加しましたが、新しい明期（午後七時～午前七時）と暗期（午前七時～午後七時）との間で差はみられませんでした。

図10－4に示すように、視床下部と扁桃体のノルアドレナリンの放出は明期でも暗期でも拘束ストレスにより著明に亢進しましたが、その程度は暗期で著しく明期との間で有意な差がみられました。つまり新しく設定された暗期（午前七時～午後七時、活動期）でノルアドレナリンの放出がより著しいという結果でした。この時間帯は明暗周期を逆転する前は明期（非活動期）にあたる時間帯です。したがってこの実験結果から、ストレスによる脳のノルアド

レナリン放出の亢進は非活動期よりも活動期で強くなるということが確認されたのでした。

2　ストレスからの回復が夜と昼とで違うか

脳の回復は非活動期のほうが遅い

ではストレスからの回復に夜と昼とで違いがあるのでしょうか。このことを検討するために、ストレス負荷が終わってから一時間後、二時間後の回復の違いについて検討しました（図10－5）。その結果、ストレスによって生じたノルアドレナリン放出の亢進からの回復が、視床下部でも扁桃体でも活動期である夜間のストレス負荷では認められるのに、非活動期である昼間のストレス負荷では認められませんでした。つまり脳のストレス変化からの回復は活動期よりも非活動期で遅れるという結果でした。

活動期のストレスは反応が大きいが回復も早い

以上の結果は少し複雑なので図10－6にまとめてみました。

ラットでストレスを負荷されるのが非活動期と活動期で違うのかという検討をしたところ、スト

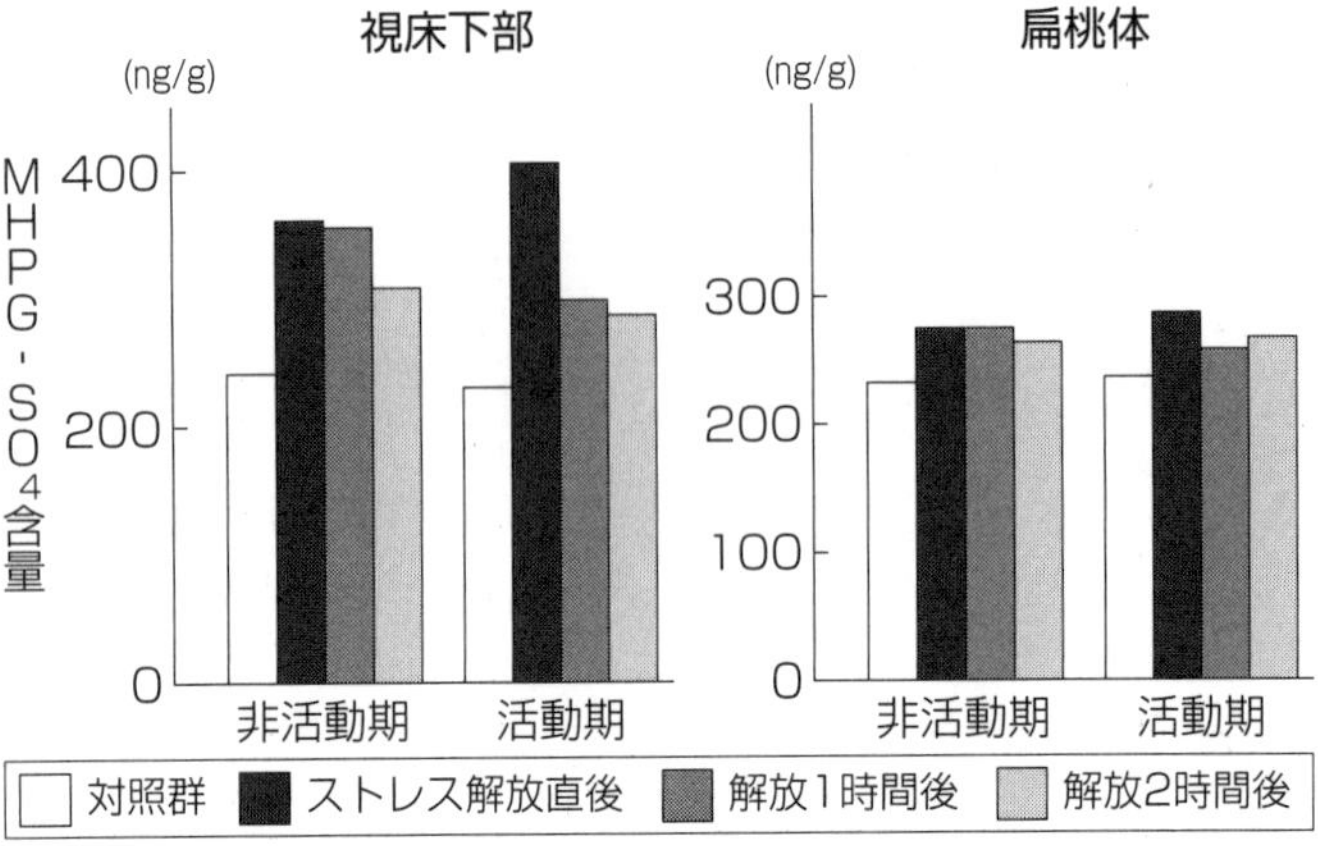

図10-5　拘束ストレスによる視床下部と扁桃体のノルアドレナリン放出亢進からの回復の活動期と非活動期の差

レスにもっとも敏感に反応する副腎皮質ホルモンは両方の時間帯で著明に増加し違いはみられませんでした。

それに対してストレスで引きおこされる胃潰瘍の発生、副腎重量の増加や胸腺重量の減少などの臓器の変化の程度は、活動期にストレスが負荷されるほうが非活動期にストレスが負荷されるよりひどくなっていました。それと同じように、脳の視床下部や扁桃体のノルアドレナリンの放出の亢進の程度も、非活動期にくらべて活動期にストレスが負荷されたほうが有意に大きくなっていました。このことからラットでは、同じストレスであっても、活動期である夜間にストレスが負荷されるほうが生体反応は大きくなると考えられます。

一方ストレスからの解放後の回復過程を脳の視床下部と扁桃体でみてみますと、非活動期である昼間より活動期である夜間のほうがはるかに早く回復す

	非活動期のストレス	活動期のストレス
胃潰瘍の発生	＋	＋＋
副腎重量	⬆	⬆⬆
胸腺重量	⬇	⬇⬇
脳のノルアドレナリンの放出		
視床下部	⇧	⇧⇧
扁桃体	⇧	⇧⇧
脳のノルアドレナリン放出亢進からの回復	遅れる	早い

臓器重量 ⬆ 増加　⬇ 減少　　脳のノルアドレナリンの放出 ⇧ 亢進

図10-6　非活動期のストレスと活動期のストレスの生体に及ぼす反応の違い

ることが明らかになりました。

つまり、ラットにとって活動期である夜間にストレスを負荷されるほうが、非活動期である昼間に負荷されるより脳のノルアドレナリン放出亢進は強く生じるにもかかわらず、回復も早いという結果でした。

もっとわかりやすくいえば、活動期のストレスのほうが非活動期のストレスより生体のストレス反応は強くなるのに対して、非活動期のストレスは生体の反応は活動期ほど大きくはありませんが、回復は活動期にくらべてずっと遅れるということです。

これをヒトに当てはめて考えると、昼間（活動期）のストレスは反応が速やかで大きいけれど回復が早いのに対して、夜間（非活動期）のストレスは、反応は小さいにもかかわらず（それだけ十分には反応できていないにもかかわらず）、回復は遅れるといったことになるのかもしれません。

第11章　ストレスと発散

1　発散はストレス解消に有効か？

ラットにストレスを発散させる方法

ストレスとうまくつき合っていくためのストレス・マネジメントにはいろいろな方法が提唱されています。そのなかには、ほとんどの場合うまくストレスを発散することが大切であるといったことが述べられています。動物実験で発散がどのように有効であるかを検討できないでしょうか。

そのためには、まずラットにストレスを発散させる方法を決める必要があります。その方法について思いつくまではずいぶん苦労しました。

結局選ばれたのは箸《はし》に嚙みつかせるという方法でした。拘束されたラットの目の前に箸を差し出しますと、ラットはすごい勢いで箸に嚙みつきます。それも、バリバリと箸を嚙み砕くくらいの激しさです。

ストレスの負荷法は、ラットを板の上に仰向けに寝かせて、四肢をテープで板に固定するという拘束ストレスのひとつの方法です。

二匹のラットをペアにしてこのストレスを負荷します。その際、一方のラットには目の前に箸を差し出して、ストレスが負荷されている間、箸に噛みつくことで発散ができるようにします。もう一方のラットはただ拘束されているだけで発散はできません。正確にいうと、ストレスの発散ともいえますが、箸に噛みつくという攻撃的な行動をしていますので、怒りを行動で表すことができる、言いかえると怒りの表出といったほうが妥当です。そのため論文ではすべて〝怒りの表出〟という表現を用いました。

実験では一〇分間だけストレスを負荷して、その後はストレスから解放して自由にできるようにし、解放五〇分後の状態を調べました。

最初はラットがストレスを負荷されている一〇分間という時間のうちの、どのくらいの時間箸を噛んでくれるかが心配で、ストレスが負荷されている一〇分間のうち、少なくとも七分間は箸を噛んでいるラットを一定の基準を満たしたラットとすることにしました。しかし、この心配はまったく杞憂《きゆう》で、すべてのラットが七分以上箸に噛みつくという行動を示しました。その噛みつき方も激しいもので頭を持ち上げて箸に噛みつき、箸はボロボロになってしまいました。

発散できると体も脳も急速に元の値に戻る

結果を図11－1に示します。箸を噛めるラットでも噛めないラットでも、一〇分間のストレス負

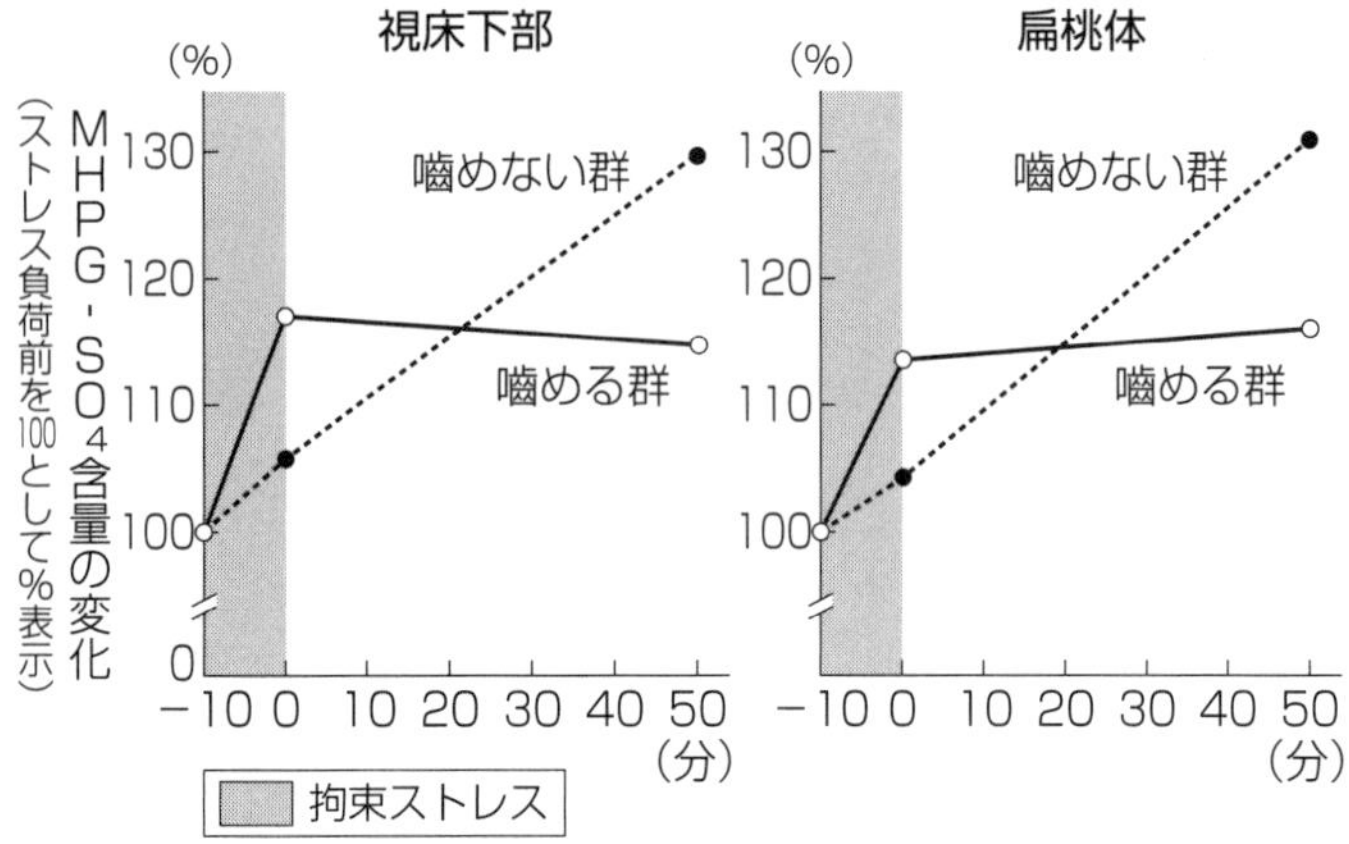

図11-1　拘束ストレス暴露中（図の網かけの部分）に箸を嚙めるラットと箸を嚙めないラットの視床下部と扁桃体のノルアドレナリン放出の変化

荷終了直後では、ストレスにより視床下部と扁桃体のノルアドレナリン放出は亢進します。一〇分間のストレス負荷終了直後の亢進の程度は箸を嚙める発散群のほうが強く、扁桃体では有意な差がみられました。これは箸を嚙んだ行動そのものの影響と思われます。

　しかし、両群間の差が著しくなったのは、ストレスから解放して五〇分後でした。箸を嚙めたほうのノルアドレナリン放出の亢進は、視床下部でも扁桃体でも一〇分間のストレス負荷終了直後と解放五〇分後とでほとんど変わりませんでした。ところが、箸を嚙めなかったラットのノルアドレナリン放出亢進は、すでにストレスから解放されているにもかかわらず、ストレスから解放されてから急激に亢進の程度が増加し、解放五〇分後には箸を嚙めた発散群との間に有意な差がみられるようになりました。

このようにストレスを発散できなかったほうで、ストレスから解放後のノルアドレナリン放出亢進が著しくなるという現象は、血漿中の副腎皮質ホルモンの結果についてはもっと顕著でした。

図11－2に示すように、箸を噛めた発散群でも、箸を噛めなかった非発散群でも、一〇分間のストレス負荷終了直後は、血漿中の副腎皮質ホルモン含量は著明に増加しており、両群間には差が認められません。大きな違いがみられたのはその後で、発散できた群ではストレスによって生じた血漿中の副腎皮質ホルモン含量の増加が、ストレスから解放されると急速に元の値に戻り、解放五〇分後では副腎皮質ホルモンの値はストレスが負荷される前の値まで戻っていました。

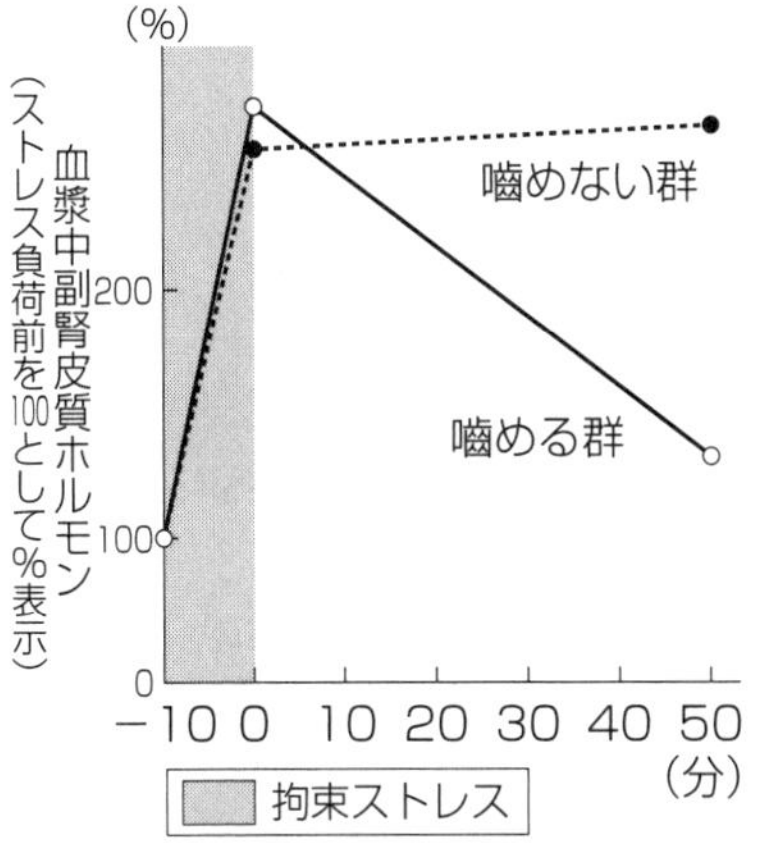

図11-2　拘束ストレス暴露中（図の網かけの部分）に箸を噛めるラットと箸を噛めないラットの血漿中の副腎皮質ホルモン含量の変化

それに対して、発散できなかった群では、ストレスによる血漿中副腎皮質ホルモン含量の増加は、ストレスから解放されて五〇分経っても、元の値に戻ることはなく、ストレスから解放された直後と同じように高い値を示していました。

このように、ストレスにさらされているときに、発散できること、正確にいうならば怒りを表出できるかどうかということが、視床下部や扁桃体といったストレスともっとも関係する脳の部位のノルアドレナリン放出にも大きな影響を与えるだけでなく、ストレスのもっとも敏感な指標である血漿中の副腎皮質ホルモン含量に大きな影響を与えることがわかりました。

ストレス時から解放後までの脳の変化

次に、これらの結果を確かめるためと、脳の変化と胃潰瘍のでき方との関係をみるために、マイクロダイアリシス法を用いて検討しました。

マイクロダイアリシスのプローブの先端部は、扁桃体の基底外側核という場所に植え込まれています。この部位はストレスの情報が扁桃体に入るときの入り口としてとても重要な部位です。

この実験では同じように板の上に仰向けで拘束するストレスが用いられましたが、潰瘍との関係を検討する必要がありましたので、ストレスを負荷する時間を六〇分間にしたのと、寒冷ストレスも併用されたのが、最初の実験とは少し異なっています。ストレスを発散する方法は、やはり目の前に差し出された箸に噛みつくという方法です。

結果は図11－3に示すとおりです。ストレスを負荷する前の最初の六〇分間のノルアドレナリンの放出量はほぼ一定の値を示しています。図11－3で示した網かけのところで拘束ストレスを負荷します。箸を噛めた発散群も、噛めなかった非発散群も、ともにノルアドレナリン放出は急速に著しく増加します。いずれもストレス負荷前とは有意な差があります。

しかし、その程度には発散できるかどうかで大きな違いがあります。ストレス開始二〇分後で

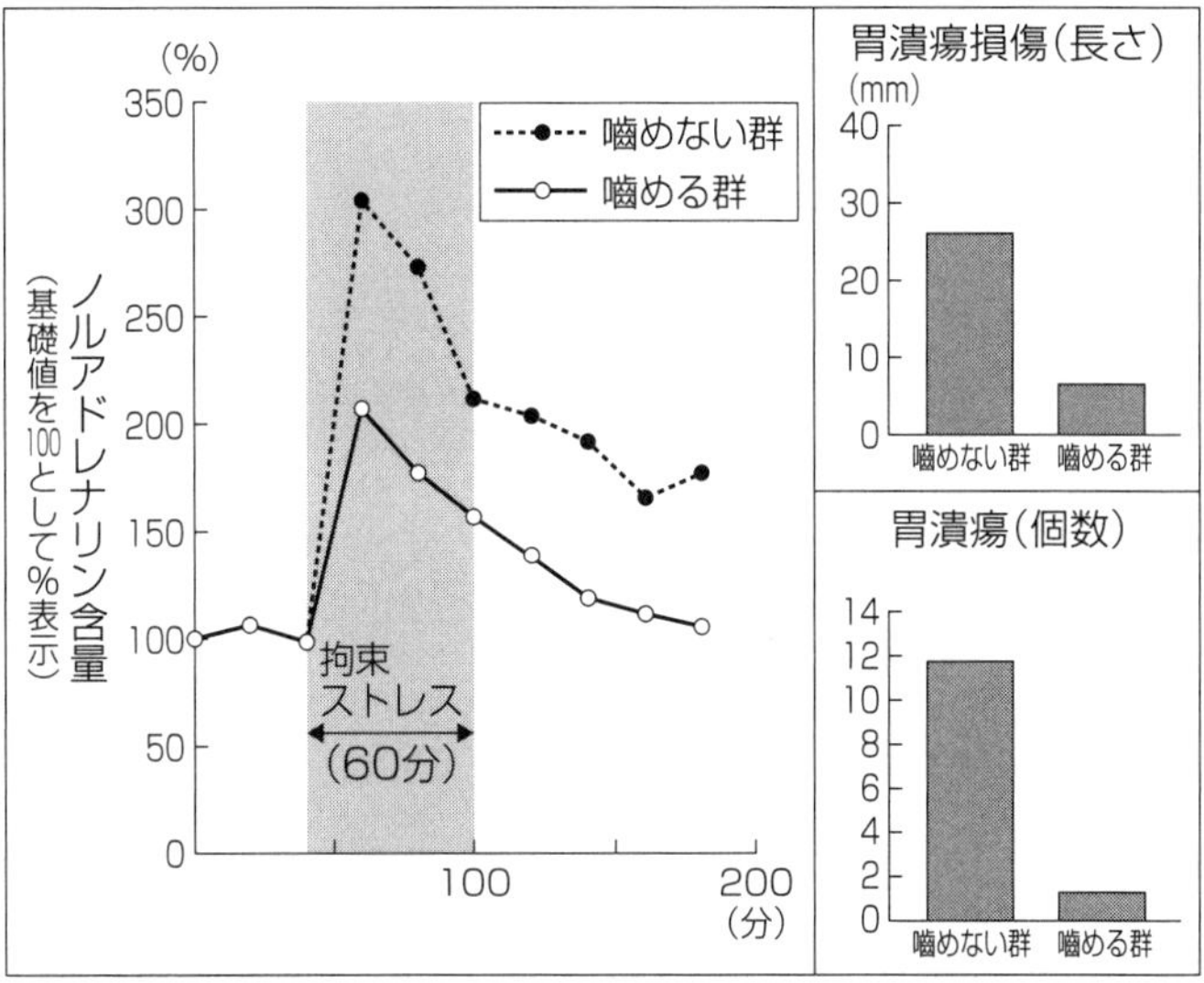

図11-3　発散の有無によるマイクロダイアリシス法で測定した扁桃体のノルアドレナリン放出の変化（左）と胃潰瘍の発生（右）

は、発散できたラットにくらべて、発散できなかったラットのノルアドレナリン放出の亢進がはるかに著しく、両者間に有意な差がみられました。この傾向はストレス負荷中もずっとそのまま続き、ストレス負荷中は発散できないラットのほうが有意に強いノルアドレナリン放出の亢進を示し続けました。

両群間のノルアドレナリン放出の差は、ストレスから解放後もみられました。発散できたほうのノルアドレナリン放出の亢進はストレスから解放されると、比較的速やかに元のレベルに回復していき、ストレス負荷前値とは有意な差がみられなくなりました。

ところが、発散できなかった群ではストレスから解放されてもノルアドレナリン放出の亢進が続いたままで、発散できた群との間に有意な差がずっとみられています。なんとストレスから解放されて一時間二〇分後でも、まだ発散群と非発散群との間に有意な差がみられたのでした。

では、そのときの胃潰瘍のでき方はどうだったでしょうか。

図11－3の右に示すように、胃潰瘍の数でも、胃潰瘍の長さを測って合計した値でも、発散できたラットにくらべると発散できなかったラットのほうが有意に高い値を示し、ひどい胃潰瘍ができることが明らかになりました。

このように、同じストレスにさらされたにもかかわらず、怒りを表出できたかどうか、つまり発散できたかどうかで、脳のノルアドレナリン放出の亢進の程度、副腎皮質ホルモンの分泌亢進の程度、胃潰瘍の発生の程度などに大きな違いが生じることが明らかになりました。

この結果は、私たちでもストレス状況ではうまく発散できたほうがよいこと、もう少しいえば、ストレス状況で怒りをきっちり出すこと、一方的に言われるのではなく、反論することなども、時と場合によっては必要であることを示しているように思われます。

その意味からは、この実験の結果は私たちのストレス・マネジメントを検討するうえでも示唆的であると考えられます。

2　なぜ発散すると体や脳が変化するのか

ところで、怒りを表出できるかどうかということで、脳や胃の変化になぜこのような違いが生じたのでしょうか。

この疑問は学会などでよく受けた質問でしたが、結論からいえば答えはよくわかりません。しかし、推測では私は次のように考えています。

その前に、不安や恐怖などの情動の発現のメカニズムについて簡単にみておきましょう。

不安や恐怖の脳内メカニズム

図11－4に示すように、私たちがストレス状況に遭遇すると、広い範囲の大脳皮質の活動性が増し、ストレスの分析をおこない、危険性や重要性などについて判断するとともに、これらの情報は中脳にある覚醒機能と密接に関係する脳幹網様体に伝えられます。

危険性や重要性が大きいときには、脳幹網様体は脳全体の興奮性を増加させ、しっかり目覚めさせます。これらの情報はさらに大脳皮質の記憶の貯蔵庫である側頭葉に伝えられ、情動の形成や発現に重要な役割を果たしている海馬と扁桃体に伝えられます。

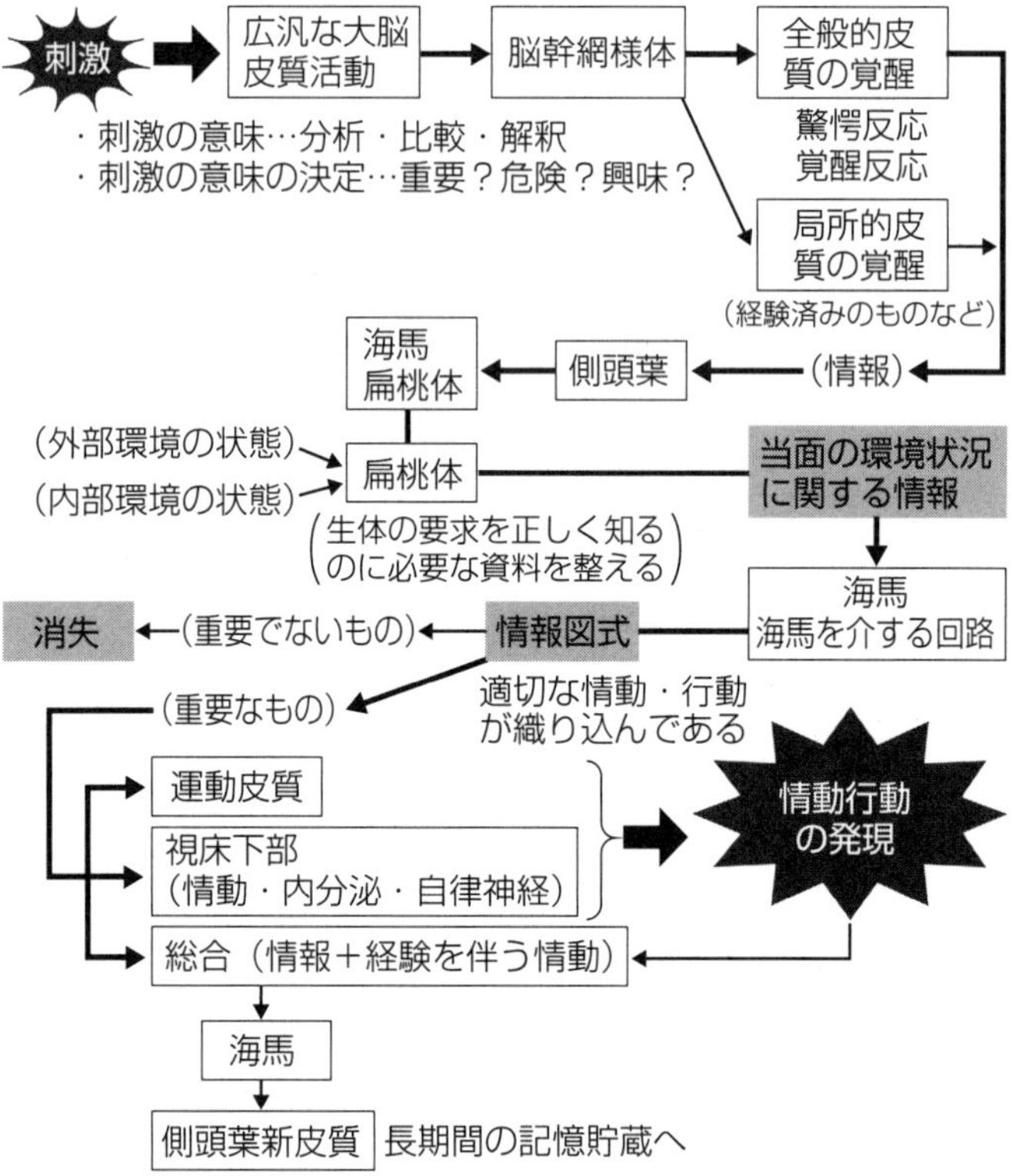

図11-4　刺激がきてから情動行動の発現にいたるまでの過程

　扁桃体はこれらの情報のほかに、現在の外部環境の状態や内部環境の状態（いわば体の状態）を参考にしながら、生体の要求を正しく知るのに必要な資料を整え、当面の環境状況に関する情報を得ます。

　それがさらに海馬や海馬を介する回路に回され、最終的に現在のストレスの意味をまとめた情報図式（情報についてのパターン）がつくられます。

　この情報図式が運動皮

質と、情動・内分泌系・自律神経系の中枢である視床下部に伝えられます。

その結果、運動皮質は、〝怒り〟なら〝攻撃する〟〝怒りの表情を表す〟などの、〝怒り〟としての行動をとるように運動神経を介して筋肉などに命令を出します。

また、視床下部は、心拍数を増やす、呼吸数を増やす、血圧を上げるといった〝怒り〟の際の自律神経系の変化や副腎髄質からアドレナリンの分泌を亢進させるなどの〝怒り〟の際の内分泌系の変化を起こさせます。

これで、怒ったときの攻撃行動や、それに伴った内分泌系や自律神経系の変化が生じるとともに、〝怒り〟を感じることになります。

書けば大変長いことですが、私たちの脳はかなりのスピードでこのような処理をしていると思われます。

そこで怒りの発散の問題です。

発散できないと脳内を信号が駆け巡ったままに

不合理といってよいようなストレス状態にさらされたときに、目の前に箸が差し出されるということは、どういう意味をもつのでしょうか。

図11－5の上に示すように、それはストレス下の動物にとって、箸という怒りの対象になるものが提示されたことになります。この状況下で唯一の手段である攻撃をするという行動をとるための

格好の対象が示されたということです。

そのため動物の脳では〝怒り〟という情動が形成され、この〝怒り〟の情動形成のもとに、その情動を具体化するための設計図といってよいような情報図式が容易に形成されます。

その結果、〝怒り〟という情動に向かって統合された運動系、自律神経系、内分泌系の反応が生じることになります。

最終的に、攻撃することで〝怒り〟という情動が発現されたことになりますが、その際、怒り――攻撃に対応した自律神経系や内分泌系の反応も一緒に生じます。

いわば不合理といってよいような状況に、一矢《いっし》を報いるための攻撃を仕掛けることができたことになります。

このように、〝攻撃する〟という方向で、脳のいろいろな部位がまとまって働くことになります。この場合、脳の各部位にとっては、ある意味では、目標は〝攻撃である〟といったように明確です（図11－5の上右）。そのため、一定の神経伝達物質の放出は必要ですが、怒りを形成し発動させる以上の過剰な放出は必ずしも必要ではありません。

では、目の前に箸が差し出されなかったラットではどうでしょうか。

目の前に箸が差し出されないということは、言いかえれば怒りの対象となるものが提示されないということです（図11－5の下）。

このような状況下では、対象がないため、箸が差し出されたときに示されたような〝怒り〟とい

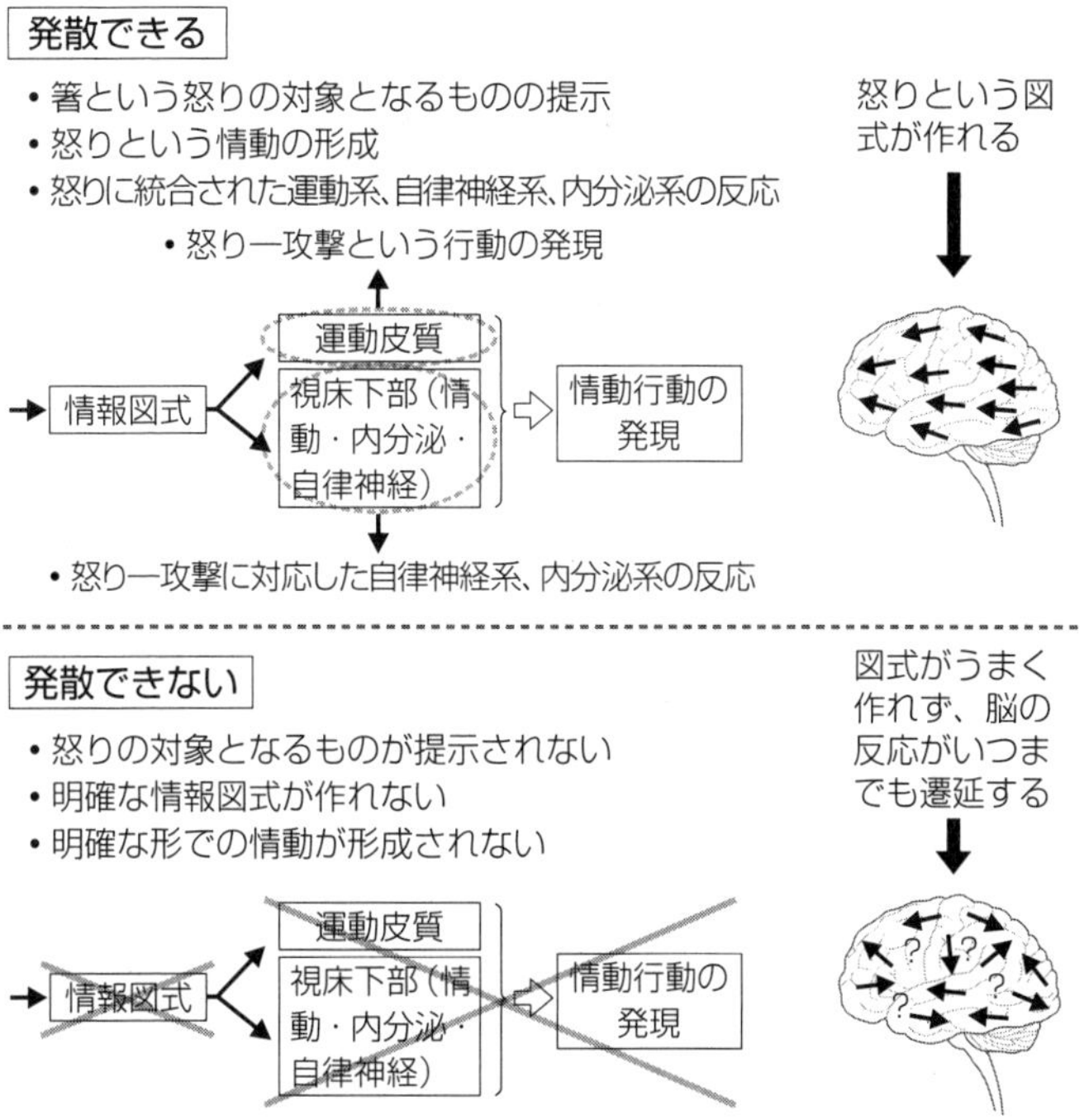
発散できる
・箸という怒りの対象となるものの提示
・怒りという情動の形成
・怒りに統合された運動系、自律神経系、内分泌系の反応
・怒り―攻撃という行動の発現
怒りという図式が作れる
情報図式
運動皮質
視床下部（情動・内分泌・自律神経）
情動行動の発現
・怒り―攻撃に対応した自律神経系、内分泌系の反応
発散できない
・怒りの対象となるものが提示されない
・明確な情報図式が作れない
・明確な形での情動が形成されない
図式がうまく作れず、脳の反応がいつまでも遷延する
情報図式
運動皮質
視床下部（情動・内分泌・自律神経）
情動行動の発現

図11-5　怒りの発散ができるとき（上図）と発散できないとき（下図）の脳内過程

った明確な形での情動が形成されません。そのため〝怒り〟に向けて形成されたような明確な形での情報図式が形成されません。

情報図式が曖昧であれば、運動皮質に攻撃といった明確な命令を出すこともできませんし、〝怒り〟といった統合された情報が形成されていませんので、視床下部の自律神経中枢や内分泌中枢にも明確な命令が出せません（図11－5の下）。

そのため、不合理なストレス状態に対して、脳はなす術もない、いわば戸惑った状態にあるままになります。

そのため脳の反応はいつまでも遷延することになります。不合理な、身体侵襲的な状況に対して、〝怒り〟という、まとまった形さえとれないときには、脳の反応は完結せず、いつまでも神経回路網という脳の組織の間を信号がいたずらに駆け巡り続けるといったことが起こっていると想像されます（図11－5の下右）。

このように、推測にしかすぎませんが、箸に嚙みつくことで攻撃行動といった〝怒り〟を発散できた場合と、それができなかった場合の脳のノルアドレナリン放出の変化の違いの解釈はできるのではないかと思っています。

ストレスの発散の大切さ

私たちの怒りの表出の実験は、発散するということが、ストレス・マネジメントのうえから重要なひとつの方法であることを示唆しています。

この実験について一般書に書きましたら、動物愛護の方から「ストレスに発散が重要なことぐらい誰にでもわかっていることで、わざわざ実験までする事はない」というお叱りを受けました。私たちも動物を犠牲にしてまで無駄に実験をしているわけではなく、この動物実験からしか得られない示唆的な事実が明らかにされ、それは私たちにとってとても有益なことであったと考えています。

それと、困ったのは講演の後に、本当に箸を噛むのはストレス解消によいのですかという歯科医からの質問でした。残念ながら、本章に書いたように、箸を噛むというのはかなり偶然の思いつきからのことで、歯のことを考えて採用した方法ではなかったので、なんとも答えようがありませんでした。

しかし、相撲の立ち合いや野球のバッティングなどでは歯を食いしばることが大切なようですし、結構ストレス状態にあるときにしっかりと物を噛むことは、私たち人間にとっても良いストレス解消になっているのかもしれません。

いずれにしろ、発散という問題は『徒然草』で吉田兼好も「おぼしきこと言わぬは腹ふくるるわざなれば」（言いたいことを言わないと不満がたまる）と言っているように私たちのストレス・マネジメントを考えるうえからも大変重要なことと考えられます。

第12章　ストレス反応を和らげるもの

1　ストレスの予測性

予測できる・できない――どちらのストレスがこたえる？

まったく突然襲ってくるストレスと、ある程度くることが予測できるストレス、どちらが私たちにとってこたえるのでしょうか。

私たちの生活のなかでは、事故で突然親しい人を亡くすといった悲しい出来事があれば、同じ悲しい別れでも末期癌になってその人の死が予測できている場合もあります。親しい人を亡くすということはいずれも大変なストレスで、あまりいい例ではないかもしれません。それでも、私たちのまわりには、このようにある程度予測できるストレスとまったく予測ができないストレスとがあります。これはストレスの予測性という問題ですが、どちらのほうがストレスによる変化が大きいかをラットの実験で検討しました。

この場合もトリアディック・デザインを用います。図12－1に示すように、コントロール可能性

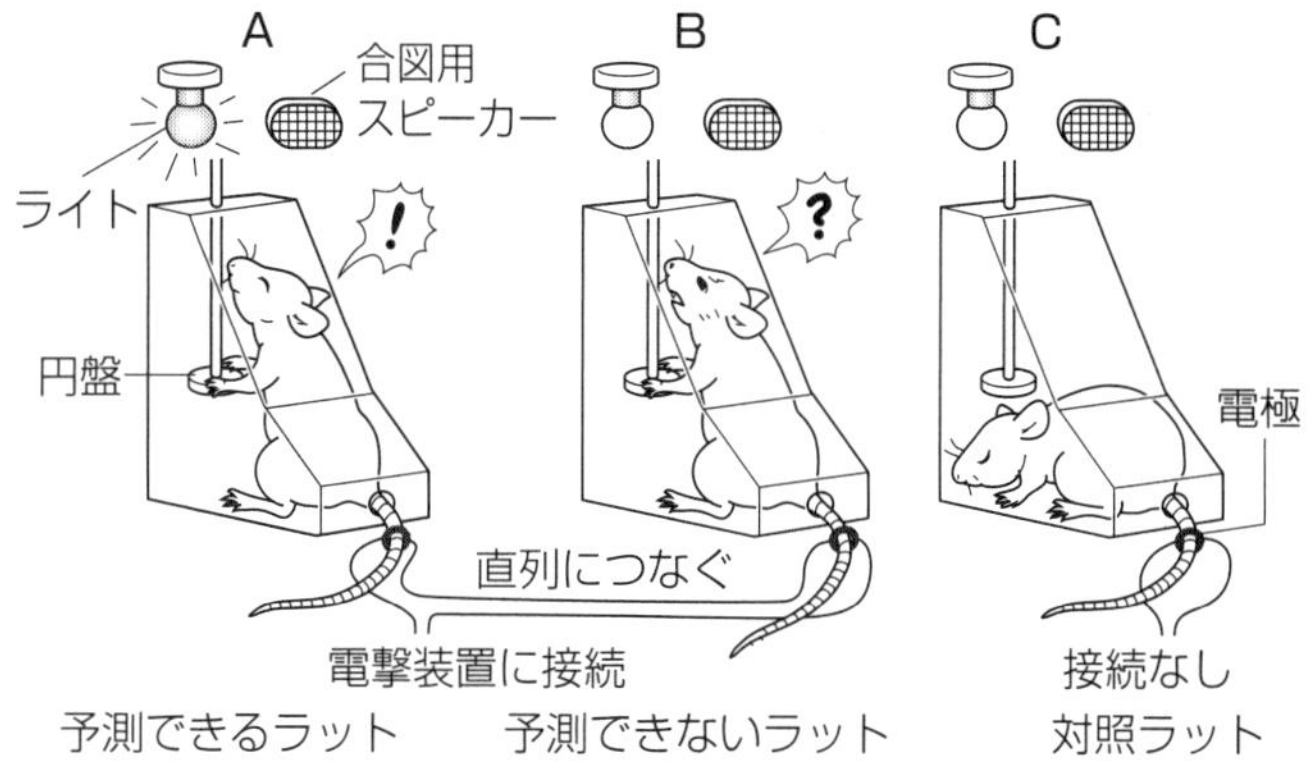

図12-1　ストレッサーを予測できるかどうかについての実験方法

の実験（第7章）と同じようにAのラットとBのラットの尻尾につけられた電極は同じショックを受けるように直列につながれています。今回のAとBとの違いは、Aの場合は電撃がくる前に必ず目の前のライトがつきブザーが鳴ります。そのためAはライトがつきブザーが鳴ったら必ず電撃がくると予測できます。この際円盤はとくに意味がないので接続されていません。つまり、円盤を押しても電撃を止められません。

Bの目の前にもライトはありますが、このライトは電撃がくるのとはまったく関係なくつきます。つまりライトがついてすぐ電撃がくることもあれば、ライトがついても電撃がこないこともあるなどライトのつき方はめちゃくちゃです。そのためBは電撃がくることを予測できません。Cのラットはただ箱に入っているだけで、電撃をまったく受けない対照群のラットです。

結果を図12－2に示します。もっともひどい胃潰瘍ができたのは電撃を予測できなかったラットでした。予測でき

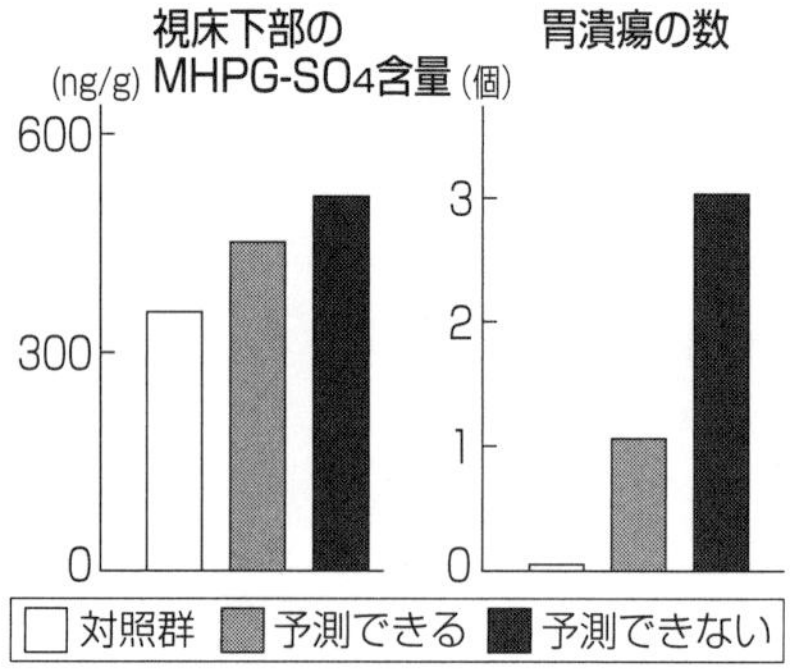

図12-2　ストレッサーを予測できるかどうかが胃潰瘍の生成（右）および視床下部のノルアドレナリン放出に及ぼす影響

たラットでも潰瘍はできていますが、予測できないラットにくらべるとはるかに軽いものでした（図12－2の右）。

潰瘍の結果と同じように、視床下部のノルアドレナリン放出がもっとも著明に亢進したのは、予測できないラットでした。扁桃体でも青斑核でも同様の結果が得られました。

予測できるラットも予測できないラットも、両方とも同じ回数だけほぼ同じ強さの電撃を受けていますが、胃潰瘍のでき方、脳のノルアドレナリン放出の亢進の程度、ともに予測できないラットのほうがひどくなっていました。したがって両者の差は電撃の差ではなく、まさにストレッサーを予測できたかどうかという心理的問題によって生じていることになります。

この実験結果から、私たちにとっても、あるストレスに必ずさらされるとするなら、突然それにさらされるよりは、予測できたほうがよいといえます。

しかし、実際の生活場面ではそれが予測できないことが多いので、ストレスを予測することは現実には難しい問題と考えられます。むしろ、ストレスにさらされた後で、突然のストレスであったのでそれだけ大きな生体変化が生じたはずだと考えて、その分、十分な休養をとるといったことに生かしていくしか仕方がないのかもしれません。

2　アルコールでストレスは解消できるか

安静時のアルコールへの反応

昔から「酒は浮き世の憂さ晴らし」といわれています。また、酒には一〇の徳があるということで、酒の十徳という言葉もあります。十徳のなかには、百薬の長や延命長寿などと並んで、憂いを忘れさせてくれる、労苦を癒やしてくれるということも入っています。はたして酒は私たちをストレスから解放してくれるのでしょうか。

正確にいえばアルコールといっても私たちが飲んでいるのはエタノールです。アルコールといえばエタノール以外のメタノールなども含まれますが、一般的にはわざわざエタノールとはいわないでアルコールということのほうが多いようですので、ここではアルコールとしておきます。

ところでアルコールとストレスについて考えるときに二つの大きな問題があります。

ひとつは、アルコールははたしてストレスを解消するか、あるいはストレスを緩和するかという

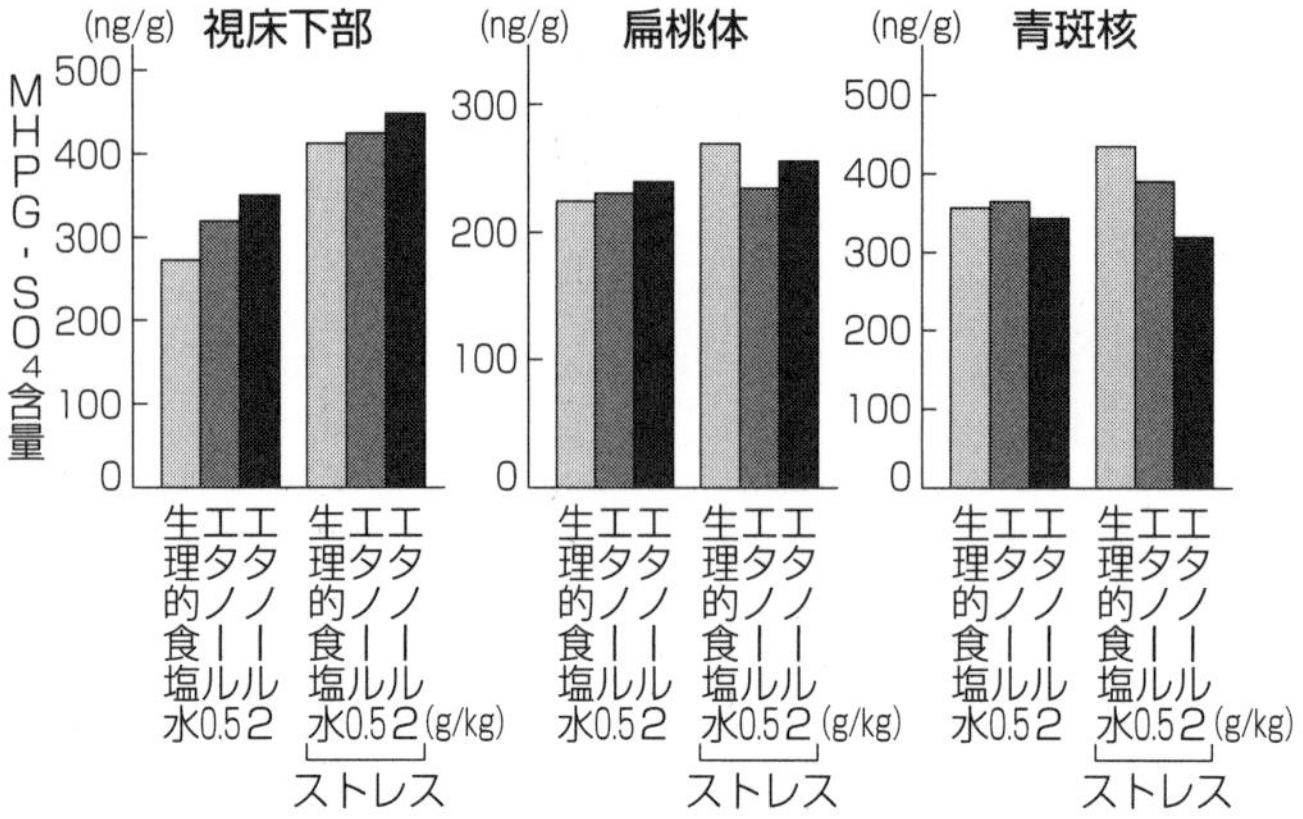

図12-3　非ストレス負荷状態とストレス負荷状態における視床下部、扁桃体、青斑核のノルアドレナリン放出に及ぼすエタノールの影響

問題です。

もうひとつは、その逆にストレスにさらされると私たちの飲酒量が増えるのかという問題です。

私たちは主に最初の問題、つまりストレス反応に対してアルコールがどう影響するか、はたしてストレス反応を緩和するように作用するかという問題について検討しました。

最初に、安静にしているラットの腹腔内にアルコールを投与してみました。すると予想に反して、図12-3に示すようにアルコールの投与のみで視床下部のノルアドレナリンの放出が亢進しました。同じような作用は海馬や大脳皮質でも認められましたが、扁桃体や青斑核ではみられませんでした。アルコールにより血漿中の副腎皮質ホルモン含量も増加しました（図12-4）。これらの変化は方向としてはストレスによる変化と同じような方向でした。

しかし、脳のノルアドレナリン放出亢進の程度が軽いこと、ノルアドレナリン放出の亢進が起こる脳の部位が限られており、ストレスで強く反応する扁桃体や青斑核では亢進がみられないなど、ストレスでの反応とは異なっていました。

おそらく、アルコールを摂取して、それが刺激になったり、脈拍が増えたり、血圧が変化したりといったことが、これらの変化と関連している可能性があると考えられます。

アルコールは脳の不安や恐怖の部位を抑制する

ストレスで起こった生体の変化に対するアルコールの作用は、もっと興味あるものでした。あらかじめアルコールを投与した後に拘束ストレスを一時間負荷しました。拘束ストレスは検討したすべての脳部位でノルアドレナリンの放出を著明に亢進させます。これらの変化にアルコールはどう影響するでしょうか。

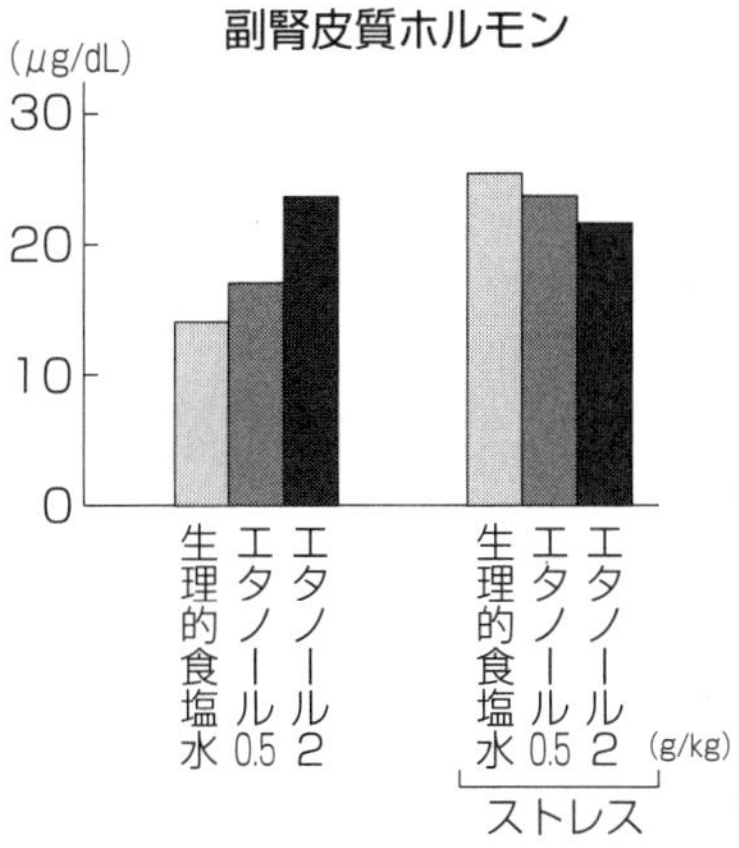

図12-4　非ストレス状態とストレス状態における血漿中の副腎皮質ホルモン含量に及ぼすエタノールの影響

図12-3に示しますように、ストレスによって生じたノルアドレナリン放出の亢進は、アルコールを投与することで扁桃体や青斑核では抑制されました。

また、アルコールは血漿中の副腎皮質ホルモンのストレスによる増加も抑制しました（図12-

4)。しかし、視床下部ではストレスによるノルアドレナリン放出の亢進をアルコールは抑制しませんでした。

このことをどう考えたらよいのでしょうか。扁桃体や青斑核は私たちの不安や恐怖といった情動と密接に関連した部位です。とくにこれらの部位でノルアドレナリンの放出が亢進することが不安の発現と大きく関係していると、私たちはいろいろな薬理学的検討の結果から主張してきました。そのような意味からは、ストレスで起こったノルアドレナリン放出の亢進をこれらの部位でアルコールが抑制することは、アルコールがストレスに暴露されたときの不安を緩和していると考えられます。

臨床で不安の緩和のために使用されている抗不安薬や、強力な鎮痛薬で不安も緩和するモルヒネなどについて検討したところ、これらの薬物は確かに扁桃体や青斑核でストレスによるノルアドレナリン放出の亢進を抑制します。アルコールを摂取したときに不安がとれることはこれらの事実から説明できそうです。

しかし、抗不安薬などとアルコールが大きく異なっているのは、抗不安薬が視床下部のノルアドレナリン放出の亢進も抑制するのに対して、アルコールではその作用がみられないことです。その理由は必ずしもわかりませんが、アルコールと抗不安薬がストレス時の不安を緩和する際の作用は、少し違っていると考えられます。それは、抗不安薬を服用して不安が緩和されてくると脈拍なども減ってきますが、アルコールで不安がとれてきても必ずしも脈拍が減ったりしないといったこと関係しているように思われます。

その意味ではアルコールが視床下部ではノルアドレナリン放出の亢進を抑制しないということは興味ある結果ですし、アルコールも抗不安薬も不安を緩和してもその緩和の仕方には少し違いがある可能性があるとも考えられます。

またアルコールはストレスによって起こる血漿中の副腎皮質ホルモンの増加を明らかに抑制しました。

このように拘束ストレスについては、アルコールは脳の中で不安や恐怖と関連した部位である扁桃体や青斑核でストレスによって生じたノルアドレナリン放出の亢進を抑え、ストレスホルモンである副腎皮質ホルモンのストレスによる分泌促進も抑制します。

これらのことから、ストレスが加わっているときにアルコールを摂取すると不安が緩和され気分的には楽になるといえますし、アルコールは抗ストレス作用があるといえそうです。

心理的ストレスとアルコール

では、第5章で紹介した心理的ストレスによって起こるノルアドレナリン放出亢進にアルコールはどう影響するでしょうか。

この場合も心理的ストレス負荷の前にアルコールを腹腔内に投与しておきます。結果は図12－5に示しますが、アルコールは拘束ストレスと同様に心理的ストレスによるノルアドレナリン放出の

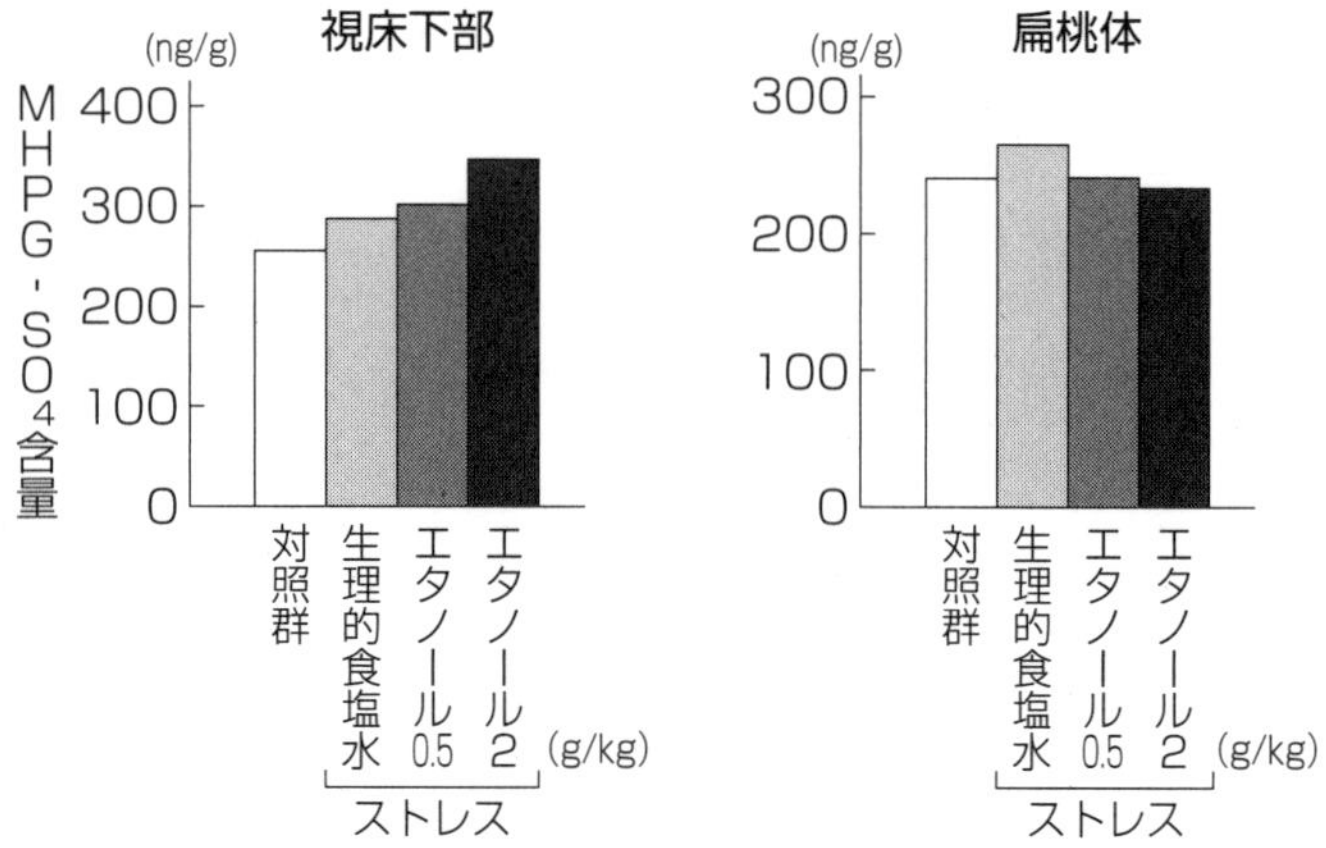

図12-5　心理的ストレスによる視床下部と扁桃体のノルアドレナリン放出亢進に及ぼすエタノールの影響

亢進を扁桃体で抑制しました。しかし、視床下部での心理的ストレスによるノルアドレナリン放出の亢進は拘束ストレスと同じように抑制されず、むしろ逆に強められたようにみえます。このことは、拘束ストレスのところで述べたように、アルコールそのものが視床下部のノルアドレナリン放出を亢進させるためであると考えられます。

また、心理的ストレスによる血漿中の副腎皮質ホルモンの増加もアルコールは抑制しませんでした。

アルコールと抗不安薬では抗不安作用が異なる

これらの事実やアルコールには鎮痛作用があることなどと併せて考えると、アルコールは純粋に心理的ストレスというよりも、身体的要因も伴うようなストレスの場合のほうが明確な抑制作用を示すのかもしれません。

これに対して抗不安薬の場合には、視床下部でも扁桃体でも青斑核でも、いずれの部位でも心理的ストレスによるノルアドレナリン放出の亢進を抑制するだけでなく、心理的ストレスによって起こされた副腎皮質ホルモンの増加も抑制しますので、アルコールでみられる抗不安作用と抗不安薬でみられる抗不安作用とはある程度異なっている可能性があります。

しかし、アルコールは心理的ストレスで生じたノルアドレナリン放出の亢進を少なくとも扁桃体では明らかに抑制しますので、アルコール摂取がストレスによる不安をかなり緩和する可能性は高いと思われます。

アルコールは私たちにとって身近な飲み物ですが、このようにストレスとアルコールとは密接な関係があるようです。私たちの実験の結果ではアルコールには抗ストレス作用があると思われますが、その一方でストレスにさらされると飲酒量が増えるという実験結果もあります。

飲酒はうまく利用すればストレス解消につながり有効なものと考えられますが、それも適量のときの話のようです。やはり量を過ごさない適切な飲酒が大切なようです。

3　ストレス反応を抑えるもの

薬は効果的か?

ところでドミノ倒しのように連なって起こってくるストレス反応をどうしたら弱めることができるでしょうか。あるいはうまくいったとしてどうしたら止めることができるでしょうか。はたしてそのような方法や薬物はあるのでしょうか。

ストレス反応をどのような薬物が抑えるかについて明らかにしていくことは、ストレスへの対処やストレス障害の治療などを考えるうえで非常に重要です。

すでにアルコールには抗ストレス作用があり、ある程度ストレス解消になると述べました。アルコール以外でストレスを和らげると考えられるものとして、ヒトの不安や緊張や焦燥を緩和する抗不安薬があります。また発見されたときに脳内モルヒネとして大変な話題になったエンドルフィン類やエンケファリン類などがストレスを緩和するものとして考えられます。はたしてこれらの薬物はストレス緩和に関して有効なのでしょうか。抗不安薬に関する結果について述べます。

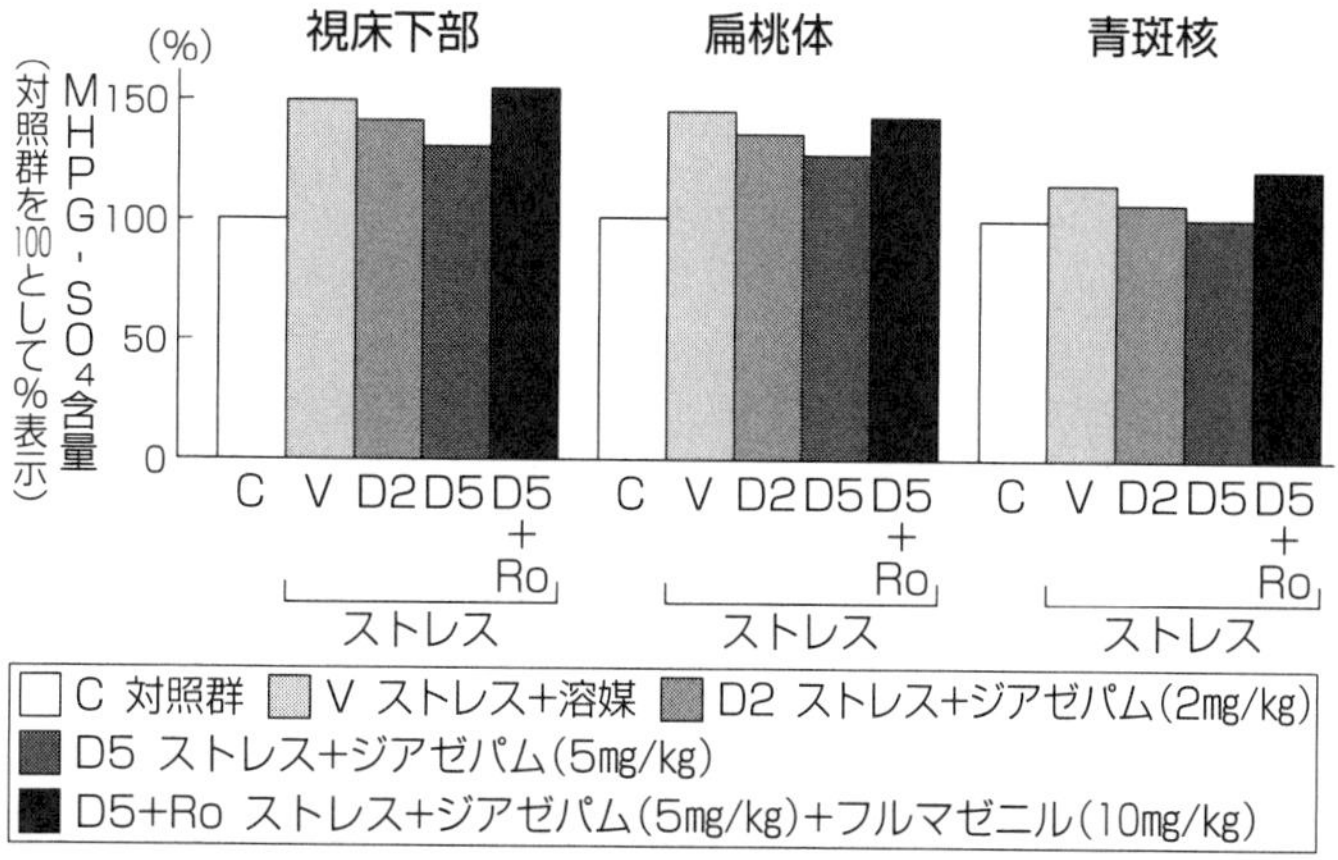

図12-6　拘束ストレスによる視床下部、扁桃体、青斑核のノルアドレナリン放出亢進に及ぼすジアゼパムの影響

抗不安薬はストレス反応を抑えるか

抗不安薬は、臨床的には不安、緊張、焦燥などの症状を和らげる薬です。主に心療内科や精神科領域で使用される薬ですが、その他の一般科でもよく使用されています。

そこで現在でも使用頻度の高い抗不安薬であるジアゼパムについて抗ストレス作用があるかどうかを検討しました。

ストレスを負荷する五分前にジアゼパムを注射し、それから一時間の拘束ストレスを負荷しました。結果は図12－6に示すとおりで、ジアゼパムは視床下部、扁桃体、青斑核で、ストレスによって生じるノルアドレナリン放出の亢進を有意に抑えました。しかも、その抑制の強さがジアゼパムの量が増えると強くなっています。このような作用の出現の仕方は、その作用が確かであるという意味からはと

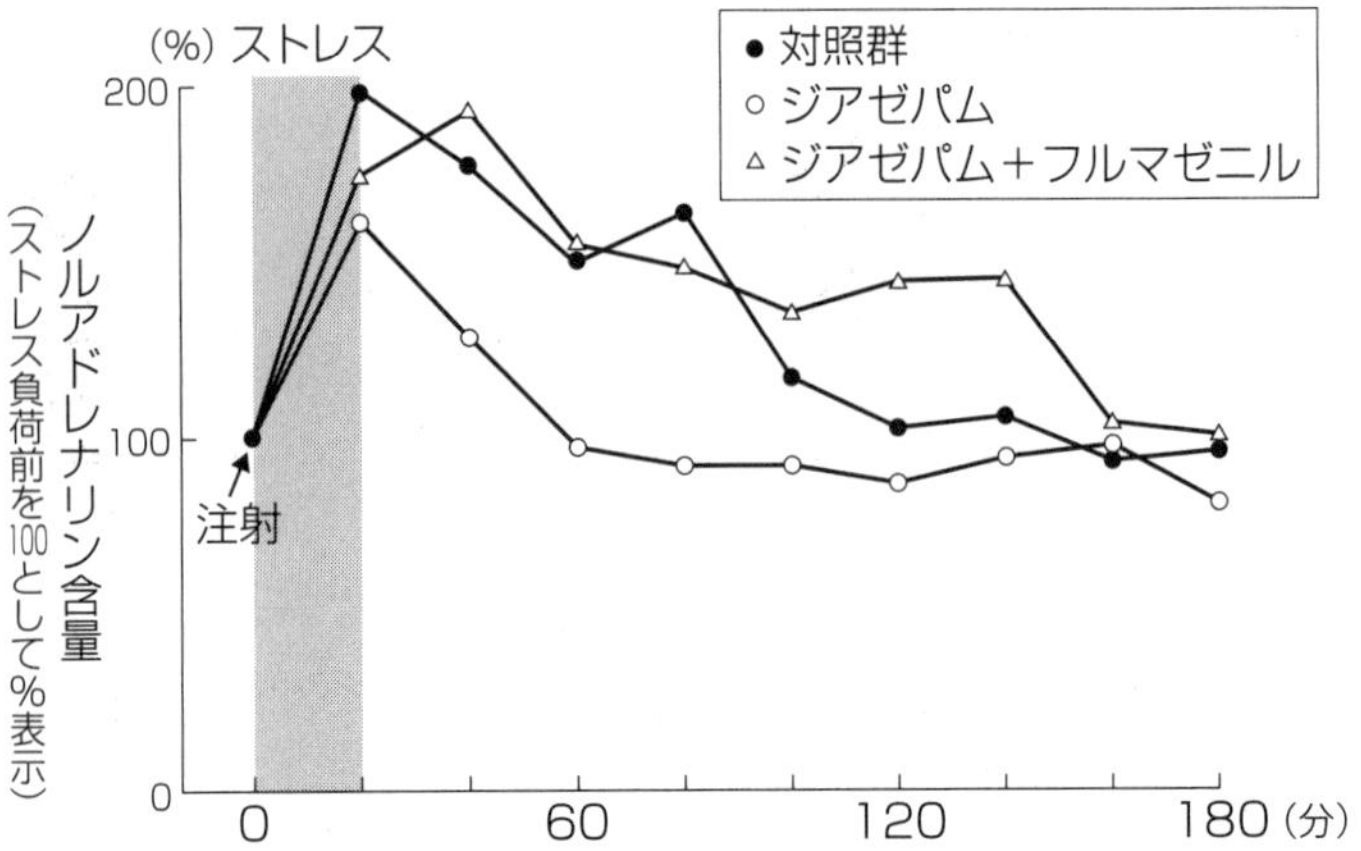

図12-7　マイクロダイアリシス法によって得られたラットの視床下部灌流液中のノルアドレナリン含量の拘束ストレス（図の網かけの部分）による変化とそれに及ぼすジアゼパムおよびフルマゼニルの作用
対照群には生理的食塩水を、ジアゼパムは5mg/kgを、フルマゼニルは10mg/kgを矢印の部分で投与した

ても大切なことです。同じ抑制作用は海馬や大脳皮質でもみられました。さらにこれらの作用がベンゾジアゼピン受容体の拮抗薬であるフルマゼニル（Ro 15-1788）を使用することでみられなくなることから、ジアゼパムの作用は、ベンゾジアゼピン受容体という部位にジアゼパムが結合することで引きおこされていることも明らかになりました。

そのことをマイクロダイアリシス法を用いて確かめました（図12－7）。プローブは視床下部に挿入されており、図12－7の網かけの部分で拘束ストレスが負荷されています。拘束ストレスで有意に増加したノルアドレナリンの放出が、ジアゼパムを事前に投与したグループでは有意に抑制されています。その抑制作用はベンゾジアゼピ

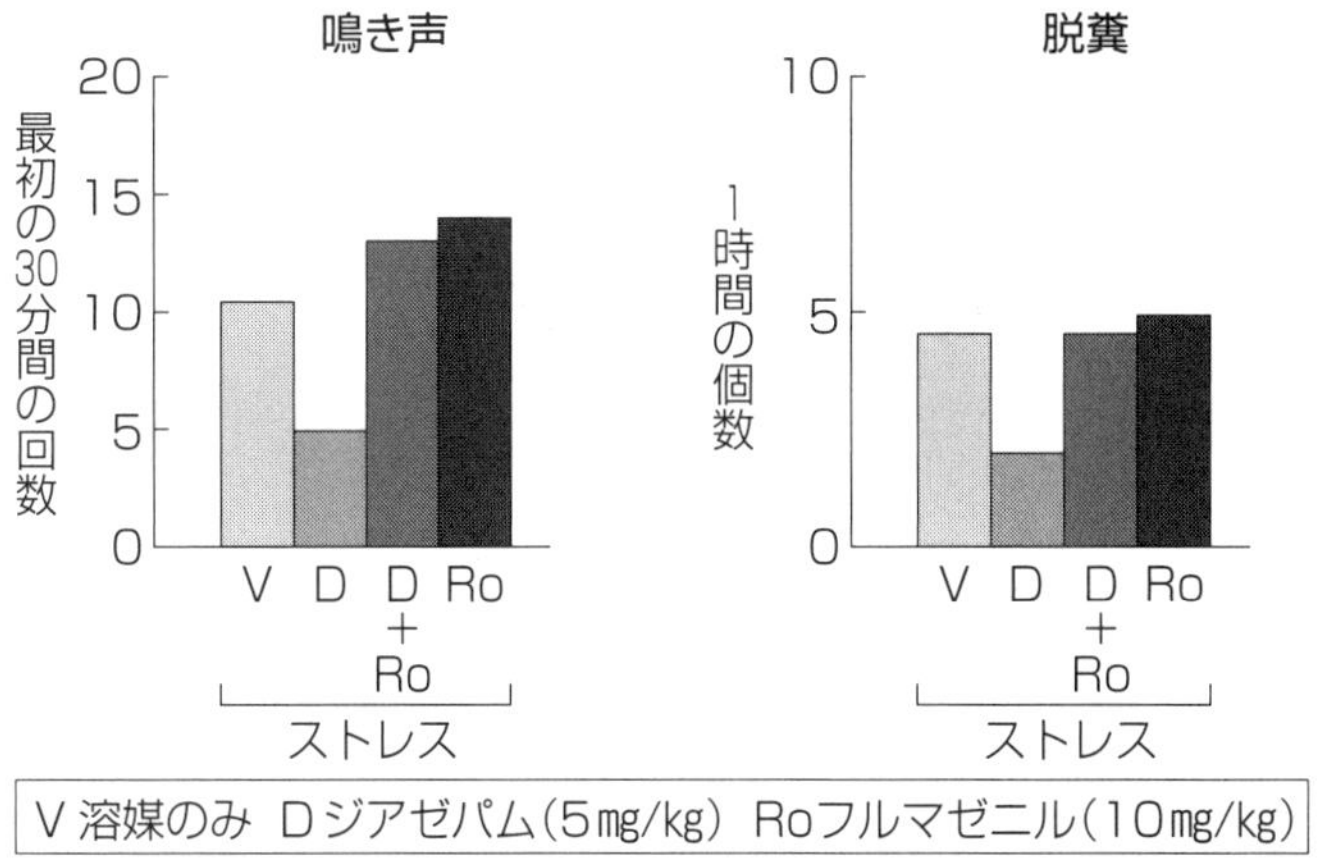

図12-8　拘束ストレス暴露中のラットの情動反応である鳴き声と脱糞に及ぼすジアゼパムとフルマゼニルの作用　ジアゼパムにより、鳴き声、脱糞は有意に減弱する。ジアゼパムの作用はフルマゼニルにより拮抗される

ン受容体拮抗薬であるフルマゼニルを投与しておくとまったくみられなくなっています。この実験からもジアゼパムがストレスによるノルアドレナリン放出亢進を抑制することが証明されました。

次に、そのときのラットの不安や恐怖に近いような情動も抑えられているのかということが問題になります。

動物の情動を行動学的にとらえる方法は従来いくつも報告されてきていますが、この場合はラットが拘束されていますので、これらの方法を使うことができません。

そこで昔から不安や恐怖といった情動と密接に関係していると報告されてきた鳴き声と脱糞を指標にすることにしました。鳴き声は、拘束されたラットのそばにずっとついていて、その数を数えるという方法ですので、結構大変な実

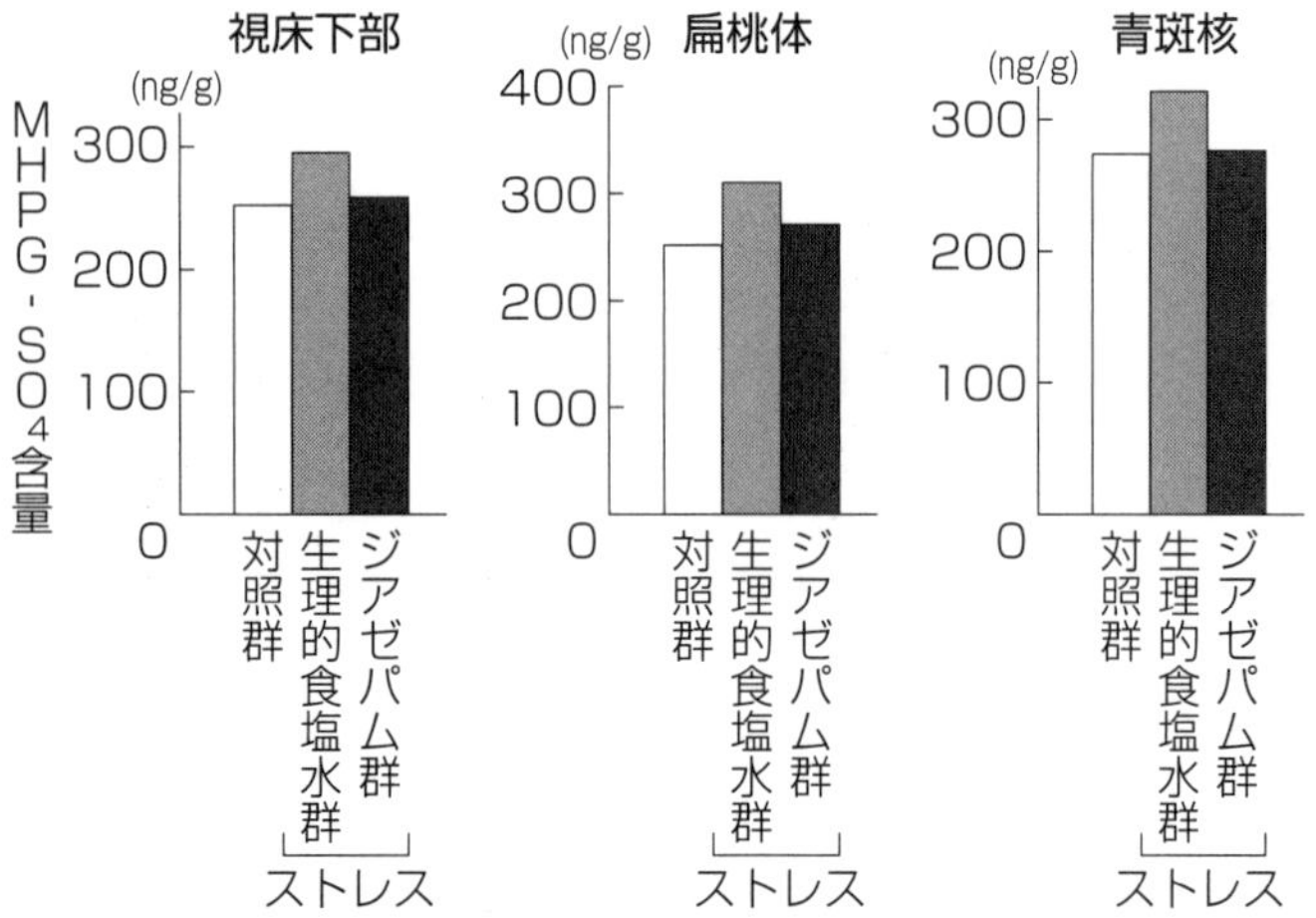

図12-9　1時間の心理的ストレスによるラットの視床下部、扁桃体、青斑核のMHPG-SO_4含量の変化とそれに及ぼすジアゼパム（5mg/kg）の影響

験です。

鳴き声のほとんどは、一時間のストレス負荷中の最初の三〇分間しかみられませんでしたので、この三〇分間の回数を入れました。

ラットはコロコロした糞をします。不安な状態になるとこの脱糞の数が増えてきます。そこで脱糞については実験の最後に糞の数を数えればよいわけです。

結果は図12－8に示すとおりです。一時間の拘束ストレス中にラットは平均して一〇・五回の鳴き声を示しましたが、あらかじめジアゼパムを投与しておくと、それが五回にまで有意に減少しました。また、脱糞はストレス後には平均して四・五個みられましたが、ジアゼパムの投与により二個まで有意に減少しました。これらの作用もフルマゼニルで拮抗されますので、ベンゾジアゼピン受容体にジアゼパムが結合することで出現しています。

これらの結果から、ジアゼパムはストレス暴露中の情動反応を和らげ、ストレスによる血漿中の副腎皮質ホルモンの増加を抑え、視床下部、扁桃体、青斑核のストレスによるノルアドレナリン放出の亢進を抑えることが明らかになりました。

では拘束ストレスではないストレスではどうでしょうか。次に心理的ストレスについて検討しました。

結果は図12－9に示すとおりで、心理的ストレスによって生じる視床下部、扁桃体、青斑核のノルアドレナリン放出亢進はジアゼパムによって有意に抑制されました。図は略しましたが、心理的ストレスによる血漿中の副腎皮質ホルモンの有意な増加も、ジアゼパムの投与で有意に抑えられました。

このように拘束ストレス、心理的ストレスの結果から考えると、ジアゼパムはストレス反応を抑える作用をもっているといえます。

第13章　ストレス・マネジメント

ここまで、私たちがおこなったストレス実験について詳しく説明してきました。各々の実験では、われわれ人間のストレス対策に役立つ多くの知見が得られました。なかでも、時間を追って脳の変化をとらえることで得られた最新の知見は重要です。

本書の最後となるこの章では、あらためてストレス・マネジメントについて考えてみます。基本に立ち返って考えることで、ストレス実験で得られた知見をうまく生かす方法が見えてくるのではないでしょうか。

1　ストレス対策は基本に勝るものなし

まずはストレスがあることに気づく

ストレスといかにうまくつき合うか、というストレス・マネジメントを実行するのに次いで大切なのは、当たり前のことのようですが、ストレスに気づくということです。

一般の社会人たちも数多くのストレスにさらされながら生きていると思いますが、いろいろな職業のなかでも高い所で建設作業をしている人たちのようにとくに危険であったり、飛行機のパイロットのようにひとつ間違ったら大変な惨事を引きおこすといった職業があると思います。どの診療科かにもよると思いますが、医師もそのような職業のひとつと考えられます。

その医師のストレスということで調査した結果があります。回答したのは一四九名の医師ですが、「ストレスを感じている」という医師が二七％、「まあ感じている」という医師が四一％、「あまり感じていない」という医師が二三％、「感じていない医師」が八％ということでした。

驚いたのは「感じていない医師」が八％もいることでした。本当にこの医師たちはストレスをまったく感じていないのでしょうか。医師という職業、生活を考えるとまったくストレスを感じない医師がいること、それも約一〇人に一人が感じていないという結果は私には信じられないことです。もちろん調査の対象や調査の仕方、とくにどのような説明のもとに調査がおこなわれたか、調査対象の数が少なすぎるなど問題はいろいろあると思われますし、この結果がそのまま受け入れられるものではないかもしれません。

しかし、ここで私が言いたいのは、「まったくストレスがない」という回答そのものです。本人が自分にはまったくストレスがないと思っていたなら、とくにストレス・マネジメントは必要ないことになります。もちろん、その人が自然とそのような方法を取り入れた日常生活をしていれば、それはそれでよいことです。

しかし、一般的には自分はストレスがないと言っている人でも、ストレスについてちゃんと話すと、あらためて「やはりストレスがあるのですね」といった会話になることも多く経験します。

したがって自分のストレスについてきちんと把握しておくことはとても大切なことです。実際の生活の中でただ「大変だ、大変だ」と言って過ごしているのではなく、そのような事態をきちんとストレスであると認識するだけでも見方は変わってきます。

つまり、そうすることで、ただ「大変だ」とだけ言っているより、その事態に対して少しでも客観的な見方ができるという利点があり、そのため後述する〝見方を変える〟といったことができる可能性が生まれてくるからです。このほんのちょっとしたゆとりが問題の解決につながることもあります。

自分のストレスについてきちんと、つまり客観的に把握しておくことが大切であるもっとも大きな理由は、それがストレス・マネジメントなどを自分からしていこうということにつながっていくからです。自分のストレスに気づいていなければなにもできません。

このような理由で自分のストレスについて正しく認識しておくことがストレス・マネジメントの第一歩といえます。

自分は大丈夫だと思わない

ストレスをうまく乗り越えられるかどうかは、ストレスの大きさや強さに対して、その人がどのくらい闘う力があるかで決まります。

したがって、どんなにストレスに対して強く、大きな闘う力をもっていて、しかも実際に過去に数多くのストレスをみごとに乗り越えてきたような人であっても、いつでもそのようにうまくストレスを乗り越えられるとは限りません。

ストレスを引きおこす力とその人のストレスに対処する力との関係はいつも同じではなく、新たなストレスが生じるたびに変わります。つまり、ストレスとなっている出来事の大きさにより闘うのに必要な力は大いに変わり得るからです。

今までうまくやれていたのに、次の出来事はあまりにもハードルが高すぎて今までのようにはうまくいかないといったことはよくあることです。

たとえば、少し年をとったために今までうまくできたことがうまくいかないといったこともあるでしょうし、同じ昇進であっても係長になったというのと課長になったというのでは大きな違いがあるかもしれません。

このように考えてくると、ストレスに対してそれ相当の闘う力をもった人でも、ストレスに対して常勝というわけにはいかない可能性があります。

ではどう考えたらよいでしょうか。

私は基本的には人は弱いものであると思っています。医師として患者さんを診ているときも人の生命力は弱いと感じるときがあります。私たち人間は決して強い存在ではないと思います。

このように原点として人は弱いものであるという考え方はとても重要だと思います。なぜなら弱いと知っている人こそ、その弱さに対してどう対処したらよいかをいろいろ模索しているからです。それが結果的に人を強くすると思います。

自分は強いと思っている人は、自分の弱さを知らないために、そこが攻められたときに思わぬ失敗をすることがあります。

先に医師の立場から人の生命力は弱いと感じるときがあると書きましたが、まったく逆に人の生命力は強い、すごいものがあると感じることも数多くあります。血液の中のタンパク質の量が信じられないくらいに減っても亡くならない患者さんがいたりします。たいていこのような場合には、ごく少しずつタンパク質の量が減ってきてそのような低い値になったと考えられます。そのためその厳しい状況に耐えて生き抜いているのだろうと思います。しかしふつうに生活している人が、ある日突然そのような値になったらとてもたまったものではないと思われます。

このように人の体は非常に繊細で、ときにはたくましいと思わせたり、ときにはその逆にあまりにも脆《もろ》いと思わせたりするものです。しかし、その場合でも考えてみればもともとは脆いものであると考えて防御していったほうが間違いが少ないように思います。

このように私たち人間は、精神的にも身体的にも、もともと脆いものではないでしょうか。ストレスについて考えるときに、その原点として、人はもともと脆いもの、弱いものと考えておくことはストレス対策を考えていくうえで大切なことだと思います。

2　ストレスのサイン

睡眠要求が高まる

一般的にストレスが負荷されると睡眠は障害され、不眠になることが多くなります。一口に不眠といっても、寝つきが悪い入眠障害（就眠障害）、途中で何回も目が覚めてしまう中途覚醒、朝早く目が覚めて困る早朝覚醒（早期覚醒）などがあります。ストレスではどのタイプの不眠が出現しても不思議ではないのですが、比較的、入眠障害や中途覚醒の出現が多いようです。

ストレスは睡眠要求に影響するといわれています。睡眠要求というのは字義のとおり睡眠に対する要求のことです。

睡眠要求が低下するのは、「すべてのことがうまくいっているとき」や「楽しい仕事に携わっているとき」などです。このようなときには睡眠時間は短くてよいということです。

それに対して、睡眠要求が高まるのは、ストレスにさらされたときや、抑うつ的になっているときなどで、不眠とは逆に睡眠時間が長くなり、いくら眠っても眠いという過眠といった状況をもたらします。

このようにストレスは睡眠に対して大きな影響を与えます。

食欲低下や過食

一般的にはストレスが長く続くと食欲は低下し、体重は減少します。

食欲を引きおこし食行動を起こさせる食欲の一次中枢は視床下部の外側部に、逆に満腹感を起こさせ、食べる行動を止める中枢は同じ視床下部の腹内側核にあります。

空腹中枢と満腹中枢とは、互いがちょうど車のアクセルとブレーキのようになって食欲をコントロールしている重要な部位ですが、これらの部位は大脳皮質の前頭葉や大脳辺縁系なども密接な線維連絡があり、食欲の形成に複雑に関係しています。

そのためストレスの食欲に及ぼす影響も複雑です。先に述べたようにストレスにさらされたときには食欲が低下するのがふつうです。

しかし、その逆にストレスのために夜間に摂る食事の量が増えたり、やけぐいといったように、ある意味でストレスを解消するために食べる量が増える過食の人たちでは肥満をきたすことになります。

3　脳から変えるストレス対策

不快から快へストレスを変換する

一般的にストレスといえば身体的に有害な作用をもたらすものと考えてよいと思います。しかし、楽しい経験であっても、悪いストレスにさらされたときと同様に、心臓がドキドキし、呼吸数が増えるといった身体の変化が起こることは大いにあります。

このように考えてくれば、極端にいえば生きているかぎり、楽しくても苦しくてもそれはなんらかのストレスになっており、私たちは一生ストレスから逃れられないことになります。

ある意味では生まれてから死ぬまで、私たちはストレスとつき合っていくことになります。言ってしまえば生まれるということそのものも、死ぬということそのものも、大きな、あるいは最大のストレスともいえます。

では、悲しんでいるときのストレスも、楽しんでいるときのストレスもまったく同じものなのでしょうか。

同じように心臓がドキドキしていても、悲しいときのそれと楽しいときのそれとは、私たちの評価は異なっているはずです。

そこで、生きているかぎり確かに私たちは常にストレスにさらされ、似たような体の反応が起きていますが、私たちの健康を害するようなストレスをジストレス（distress　不快ストレス）と呼び、その逆に私たちの健康にとってためになるストレスをユーストレス（eustress　快ストレス）と呼んで区別します。

ストレス対策、ストレス・マネジメントというのは、ひとことでいってしまえば、いかにしてジストレスをユーストレスに変えていくかということであるともいえます。

見方を変えてストレスをかわす

では実際に、ジストレスからユーストレスへどうすれば変えられるのでしょうか。

ストレスを考えていくうえで基本的にとても大切なこととして「見方を変える」ということがあります。

私たちが実際に起こった現実をどうとらえているか、つまりどう認知しているかということはその後のストレス反応に大きく影響します。

車をバックさせていたときに塀に後部をぶつけたとします。車には少し傷がついてしまいました。しかし、怪我人はありませんでした。塗装にお金がかかりそうです。

一般的にこのようなときには、皆がっかりすると思います。ただその後もそのことをくよくよ考えるかどうかは人によってかなり違っています。

いつまでもあのときああすればよかった、こうすればよかったとくよくよと思いめぐらせる人もいるでしょうし、怪我がなくてよかった、あるいは確かに車は傷ついたが大事故にならなくてよかったといった考え方をする人もいるでしょう。

後者のように、もっとひどいことにならなくてよかったといった考え方をする人は、事故のことを比較的早く忘れて次にやらなければならないことに取り組めるでしょう。

しかし、くよくよといつまでも考えてしまうタイプの人は、いつまでも事故のことが頭から離れず、次の仕事になかなか取り組めなかったり、取り組んでも考えが中断してその仕事にまったく集中できないといったことになるかもしれません。ラットの実験の「恐怖条件づけストレス」（第5章）のところで述べたように、目の前にストレスはないのに、脳や体はあたかもストレスがあるかのような反応をしているというのはこのようなときです。

起こった出来事をただひとつの方向からみるのではなくて、他の方向からもみてみるというのはストレスに対処していく際に非常に大切なことです。これはヒト以外の動物ではなかなかできないことです。それができるのも人間の大きな知恵です。

いろいろと頭の痛い問題を抱えて帰宅したときに、ベッドの上で何の苦労もないような格好でスヤスヤ寝ている我が家のネコを見たとたん、今までの自分がバカバカしくなります。

この「バカバカしくなる」という感じはとても大切だと思います。このときには悩んでいる対象に対する構えが、思い詰めた状態から、少しゆとりを取り戻した状態に変わっていると思われます。そのちょっとしたゆとりが、思い詰めていた考えに小さな変更を加えさせたり、思い詰めていた考えの価値観を変えたりすることにつながるように思います。その結果、肝心の問題の解決を思いつくといったことになっていったりします。

もし喧嘩をした後だったら、「自分も言いすぎたな」とか「相手の言い分ももっともな部分があるな」と思わせるようなきっかけになったりもします。ただひたすら相手に対してカッカきた状態ではこのような考え方を改めるということは難しいものです。

このように見方を少し変えるだけで今までマイナスばかりであったものも、プラスの面も見えてくることになります。

ある出来事に対してちょっと見方を変えてみるということは、毎日の生活に潤いやゆとりを与えるという意味で大切なことで、そのことがひとつのストレス解消につながっていきます。

そして、そのような方向転換のきっかけとなるのは、家族やペットであったり、誰かのひとことであったり、花や樹といった植物であったり、山や海といった自然物であったりとさまざまです。要するにその人がちょっと気持ちを変えられるものであれば、なんでもよいように思います。

ストレスの強度に合わせて対処

私たちは非常に多くのストレスに取り囲まれて毎日を過ごしています。

しかしこのように、ストレスを〝私たちを取りまくストレス〟というように簡単にひとくくりにしてしまうのは、少し乱暴なやり方ともいえます。というのは、そのなかにはユーストレスもジストレスも含まれるでしょうし、日常生活で取るに足りないような小さなストレスから、人生の方向を大きく変えてしまうような大きなストレスまですべてが含まれてしまっているからです。

私たちを取りまくストレスは小さなものから大きなものまでが混在しています。それに対処していくときにすべてのストレスに対して同じようにすべきなのでしょうか。ちょっとしたストレスに対処するのに、すごく大きく構え、ものすごい対処法を講じるのは無駄なような気もします。

庭にチューリップの球根を植えようというときに、ブルドーザーで穴を掘る人がいるでしょうか。小さなストレスには日常的な対処でよいはずです。

しかし、人生を左右するような大きなストレスには、それなりの構えをもった対処が必要になります。このようなストレスの場合には、十分にあるいは何回も熟慮して、ときには友人や先輩その他の人たちにも相談して結論を出し、方向を決めるといったことが必要になると思います。

ストレスの大きさ、重大さに応じた適切なストレス対策をとっていくことが大切です。

くよくよする脳には別の刺激を

私はストレスとうまくつき合っていく基本は、ひとことでいえば生活場面を切りかえることだと思っています。

先に述べたように、私たちは日常生活で実際にストレスはないのに、もう少し言いかえるとストレス状況にはないのに、体や頭が勝手にストレス反応をしてしまっていることをよく経験します。恐怖条件づけストレスの実験を思い起こしてください。床からの電気ショックは実際にきていないのに、以前にそれを受けたのと同じ環境に置かれることでストレス状態にあるのと同じように脳のノルアドレナリンの放出が増加しました。このときの脳の反応は基本的にはストレスがあるのとまったく同じ反応です。

では実際の日常生活の中でどのような場面がそのような状況に該当するでしょうか。ある人が上司からひどく叱責されたとします。生徒が先生から叱られたとします。夫婦がひどい夫婦喧嘩をしたとします。

叱責されたのも夫婦喧嘩も、すっかりおさまった後でもそのことをいろいろ考えている、もう少しいえばくよくよ考えているといったことは誰でもが経験することだと思います。昔から「下衆《げす》の知恵は後から」といわれているとおり、叱られているときに、あるいは夫婦喧嘩をしているときに適切な反応をすればよいのでしょうが、後から思いつくことも多いものです。

あのときにこう言えばよかった、ああすればよかったなどと考えているときには、脳がストレス反応をしてしまっているだけでなく、体のほうも脳の命令を受けて、実際にストレスにさらされたときほどではないにしても、ストレス反応をしてしまっています。私自身も大学に勤務しているときにはそれなりのストレスがあり、家に帰っていろいろ考えたものでした。

そのこと自体は多くの人が経験することであると思われますし、実際それから問題解決のいい方法が生み出されたりしますので、必ずしもすべてが悪いわけではないと考えられます。しかし、必要以上に考えていたり、解決策も見つからないのにくよくよと考えていたり、何回も何回も繰り返して考えているような状態は健康にとってあまりよい状態とはいえませんし、第一そんな状態では名案も浮かばないと思われます。

そのようなときには、こうした考えにばかり向いてしまう脳の方向を変えてやる必要があります。

脳の考える力には一定の限度があり、私たちは同時にいくつもの質問に答えられたという聖徳太子ではないので、そんなにあれやこれやを、しかも同時的に考えることはできません。

したがって、気になることばかり考えている脳の範囲を少し譲ってもらって、つまり少しほかのことを考えるスペースをつくってやる必要があります。

でもほかのことを考えようと思っても、非常に気になることというのはなかなかすぐにはほかのことに置き換わってくれません。どうしても脳はあいかわらずひとつのことを考えようとします。

その場合には、そこにほかの刺激を忍ばせてやる必要があります。つまりほかの刺激でつまらないことばかり考える脳の方向転換をしてやる必要があるのです。

家族のある人であれば職場から家に帰るだけでも、会話が別の話題になればおのずから脳の方向が変えられます。

よく通勤や通学の途中でイヤホンで音楽を聴いている人たちを見かけますが、あれも音楽という方法で脳を満たすという意味ではいい方法です。

ぬるま湯につかることもよいことです。お風呂に入るということは、体が温められて上肢や下肢の血管が拡張しますので、当然それだけ脳に行く血液の量が減ります。ヒトは一生懸命に考えているときにはそれだけふつうより多くの血液を必要としますが、入浴しているときには血液は脳よりむしろ末梢のほうに多く分布していますので、根をつめて考えることには不向きになります。

このようなかなり物理的なことでも脳の方向性は変えられるものと思われます。

私自身の経験からはペットがいることも大きいと思います。いろいろな悩みをかかえながら我が家に帰ってきて、ふと見ると我が家のネコがぐっすり眠っています。まことに「やすらかな寝方」でなんら悩みもないように見えます。そのような姿を見たときに、ふと浮かんでくるのが先に述べたような「馬鹿らしい」という感情でした。今まで悩んでいた自分が急にアホらしくみえ、悩んでいる問題も大した問題ではないように感じられたり、今解決しなくても明日でもいいやと思えたりして、もう考えるのは止めたといった感情が湧いてきます。このような気持ちになったら脳は根をつめて考えていた状態から少し方向を変えており、その分だけゆとりを取り戻しているともいえます。

このような恐怖条件づけストレス状態は、日常生活の中で、ある意味ではしょっちゅう私たちが陥っている心理状態です。昼間あったストレスを夜になって思い出しているときには、いつもこのような状態にあると考えていいのではないでしょうか。

先に述べたようにそれがすべて悪いわけではなく、それで問題解決ができることも多いわけですから、恐怖条件づけストレス状態にあるからといってそれらをすべて避けなければならないものでもないと思います。日常生活のなかで適当に脳の方向転換を図るといったことがあればよいといったことでしょうか。

脳の方向転換を図る、それがまさに生活場面を切りかえるということになります。

避けて通れないストレスにも対処法は必ずある

ではコントロールできないストレスにはどうしたらよいでしょうか。この場合もそれがかなりのストレスであるならば脳の方向転換をしてやることが必要だと思います。でもラットの実験とは違って、私たちは一方的にコントロールできない状態に置かれているのではなく、やり方次第では、あるいはよく考えてみれば、あるいは考え方を変えれば、そのストレスがもはやコントロールできるストレスになったり、うまくコントロールする手段が見つかったりするのではないでしょうか。そのためには、同じような経験をした先輩や友人に相談してみるといったことが有効かもしれません。

このようなことをしても、どうしてもコントロールできないストレスもあると思います。受験からくるストレスはまさにそのようなコントロールできないストレスかもしれません。ひとつの資格を取得しようとしたり、ある種の職業につくために専門の教育機関に入るといった自己実現のための受験であれば、これは避けて通れないストレスであり、まさにコントロールする手段のないストレスです。したがってこの場合は受け止める必要のあるストレスでしょう。しかし、その受け止め方はいろいろあってよいのではないでしょうか。つまり受験というコントロールできないためのジストレスをユーストレスに変えていくことはできると思います。そのための方法がやはり生活場面を切りかえるということで、それがいわゆるストレス・マネジメントということになります。

4　体と心をリラックスさせる方法

肩に力を入れて一気に抜く

体をリラックスさせることもストレス解消のために大切なことです。

しかし、ひとことに体をリラックスさせるといっても意外に難しいことがあります。いきなり「はい、体の力を抜いてくださいい」と言われても意外にできないものです。ましてや「おもいっきり力を抜いて」とか「がんばって体全体の力を抜いて」とか言われると、緊張のせいか、かえって逆にどんどん体に力が入ってきてしまう人もいます。

いちばん力が抜けた状態、それを経験するのはそんなに難しいことではありません。まず最初に力を入れて両方の肩を十分に上に持ち上げます。そこで一気に肩の力を抜きます。すると両手がすとんと落ちます。この状態が力が抜けた状態です。

人間は面白いもので力を抜こうと意識するとかえって力が入ってしまうといった面があり、その際には一度力を入れてから抜いてやると、力が抜けた状態がつくれるのです。緊張しているときはもちろん、そんなに緊張していなくても、パソコンに向かっているときなどにも次第次第に肩に力が入った状態になっていることがあります。そのようなときには、ときどきこのようにして肩の力を抜いてやることも肩こりなどには効果があります。

気持ちを落ち着かせる自律訓練法

そのほかに体や心をリラックスさせる方法として自律訓練法があります。自律訓練法は私の前著『ストレス　そのとき脳は？』でも紹介しましたが、ここでも簡単に記載しておきます。もともと自律訓練法は催眠のときのリラックスした状態のときに得られている体の感じ、気持ちのよい感じ、四肢の重たい感じ、四肢の温かい感じから考えられた一種の自己催眠法です。そのため、心身をリラックスさせるのには有効な方法です。自己催眠法なので自分で自分に暗示をかけるわけですが、それほど大げさなものではなく誰でもすることができる方法です。

基本的な公式は、背景公式と六つの標準公式からなっています。

背景公式は「気持ちが落ち着いている」という言葉です。標準公式は、次の六つです。

第一公式：両腕両脚が重たい。

第二公式：両腕両脚が温かい。

第三公式：心臓が穏やかに規則正しくうっている。

第四公式：楽に息をしている。

第五公式：お腹が温かい。

第六公式：額《ひたい》がここちよく涼しい。

一般的に体のリラックス状態のためにするのなら背景公式と第一、第二公式で十分だと私は考えています。第三公式以下は持病がある人によっては避けたほうがよいとされるものもありますので、自律訓練に習熟した医師の指導のもとにおこなうのが勧められます（日本心身医学会や日本心療内科学会の専門医の資格をもった医師なら指導が可能と思います）。

実際のやり方を簡単に記しておきます。

自律訓練をしたいときにはできたら静かな環境を選びます。姿勢は臥位でも座位でも可能ですが、最初は臥位のほうが始めやすいでしょう。

臥位の場合はゆっくり臥床して閉眼し、脇を緩めて肘《ひじ》はごく少し曲げておきます。脚は軽く開いた状態で膝《ひざ》もごく少し曲げておきます。

座位の場合はゆったり座れる椅子に肩の力を抜いて楽に腰掛け、両手は膝の上に軽く置き、両脚も軽く開き閉眼します。

これで準備は十分です。

後は静かに頭のなかで繰り返し公式を唱えます。

最初は「気持ちが落ち着いている」という言葉を静かにゆっくりと繰り返し唱えます。どちらかというと息を吐くときに唱えたほうが効果的です。無理に落ち着こうとする必要はありませんし、そうするとかえって緊張を高めることにもなります。自律訓練が目指しているのはあくまで受け身的な集中ですので、最初のうちは無理に落ち着こうとするのではなくその公式をただ単に唱えているという状態で十分です。

この背景公式を一〇回前後唱えたら次の第一公式に移ります。この場合には最初は自分の利き腕から始めるとしやすいようです。「右（左）手が重たい」と何回か唱え、その次には「左（右）手が重たい」と同じように唱えます。自分の腕全体が重たいような感じを意識して唱えます。この間に背景公式である「気持ちが落ち着いている」を入れます。

この際も無理に手を重くしようとする必要はありません。このときの感じを尋ねてみると、「実際に重たく感じる」という人もいれば、「腕がベッドにくっついたような感じ」など人によってさまざまです。また多くの人では最初から重いと感じることは少ないようです。ここでも静かに「重たい」と唱えていることが大切です。両腕が終わったら右脚、左脚と進めます。この第一公式はほぼ五分前後で次に移ります。

次は「温かい」という公式です。これも「重い」という公式と同じように、利き手から始めて「右（左）手が温かい」と唱えます。あとは「重い」という公式と同じようにおこないます。温かいという感じは風呂上がりなどで出やすいようなので、そのようなときにするのも効果的です。

リラックスするという意味でふつうの人がするのはここまでで十分だと思います。最後に両腕を上に伸ばして力を入れる、両下肢に力を入れるという運動をして終わりです。

就寝前におこなうのも効果があります。その際「そのまま眠ってしまって大丈夫でしょうか」という人もいますが、そのまま就寝してかまいません。「一日にどれくらいやればいいか」という人もいますが、その日で緊張する場面があるならその前におこなうのもいいと思いますし、日常的にするのなら毎日就寝前におこなうので十分だと思います。

慣れてくれば自律訓練は飛行機や電車のなかでもすることができる簡単な方法ですし、とくに道具も必要としないので旅行先でもおこなうことができます。

日頃から心身をリラックスする方法として有効と思われます。

エピローグ　ストレス社会の中で生きるかまえ

私の前著である『ストレス　そのとき脳は？』を書いた後に、いくつかの取材を受けました。その中で「ストレス対処では基本的な生きる態度も大切です」といった話をしたところ、一人の女性の取材者から「先生もストレスは精神論で乗り越えるようにと言われるんですね」と非常にがっかりしたような口調で言われました。必ずしもそのような意味で言ったわけではありませんでしたが、その方からの取材はもうありませんでした。

私自身はストレス対処というのは「精神論」というほど大げさなものとは考えていませんが、それでもストレス対処を考えていくときに基本的な生き方といったものをどのようなところに置いているかといったことは大切なことと考えています。

私自身の人生を振り返ってみても乗り越えなければならないストレスがたくさんありました。たとえば将来の仕事として医師を選んだ人は医師国家試験という関門をくぐらなければ医師にはなれません。さらにその前に医学教育をしてくれる医学部に入学しなければなりません。そのためには医学部のある大学の入学試験に合格しなければなりません。

このように人が何かを自己実現しようと思うなら、そのために生じてくるストレスは受けないわけにはいかないと思います。そのようなストレスをすべて避けておいて、目的のものだけを手に入れようというのは無理なように思われます。ひとつの資格を取得するためにはそれだけの努力が必要でしょうし、それだけの技量を獲得したり知識を学習したりしたからこそ、それに対して一定の資格を与えるというのが、私たちが生きている社会の大きなルールです。無免許で大勢のお客さんを乗せた航空機を操縦されたりしたらたまったものではないからです。

このように職業だけでなく、海外留学をする、就職をするなどいろいろな場で自分なりの抱負をもち、それを自己実現しようとすれば、それなりのストレスに遭遇するのは当然のことです。

したがって、まずは基本的な生き方として自己実現したいものに挑戦するときにはストレスはつきものであるという基本的な理解は必要と考えます。

しかし、時にはストレスがあまりに強いときもあります。そのようなストレスに対しても、敢然と勇気をもって立ち向かって最後は壮絶な討ち死にを遂げるのが正しいやり方でしょうか。ドン・キホーテがかなわない風車に向かっているようなものかもしれません。私はこの考え方も少し違っているように思います。

それは、このようなストレスを受け止めなければならないときにこそ、そのストレスに対する対処法、つまりストレス・マネジメントが必要だと考えるからです。

有効なストレス・マネジメントを活用することで、現実に直面している、健康にとって有害と考えられるジストレスを、健康にとってためになるストレスであるユーストレスに変換していくのです。それが私たちの知恵であると考えます。

謝辞

本書で取り扱われている実験データはかなり膨大なものであり、久留米大学医学部薬理学教室の諸氏との共同研究によるものである。個々の名前を記すスペースがないので、最初にこれらの皆さんに心から感謝を申し上げたい。そして、これらの膨大な実験結果が得られたのは、私たちの貴重な実験動物のおかげである。脳の生化学的な研究は、これらの実験動物の尊い犠牲の上に成り立っている部分が大きい。人間ではどうしても得られないような貴重な情報を彼らは提供してくれる。ストレスに関する貴重な数多くのデータを提供してくれたこれらの動物達に心から感謝したい。

本書のきっかけとなったのは、医学雑誌である『臨牀と研究』の赤ページに、平成二〇年一月から一二月までの一年間に連載させていただいた「ちょっと　ストレス?」という連載である。それにさらに大幅に加筆したり削除したりして再構成したものが本書である。『臨牀と研究』への連載を許可していただいた大道学館出版部の編集・発行者である古山正史氏に心から感謝の意を捧げるものである。

また、いつも書き過ぎである私の原文にいろいろと疑問をあげていただくとともに、本書の体裁を整えたり貴重なご助言やご指摘をくださった講談社企画部からだとこころ編集チームの堀越俊一氏、中満和大氏に衷心より感謝を申し上げたい。

参考文献

それぞれの実験についての論文を挙げたかったが、ページ数の都合上いくつかの文献のみにとどめる。原著に触れたい方は、最後に二編挙げている総説の最後尾に引用文献が挙げられているので、それを参考にしていただければ幸いである。

・田中正敏『ストレス　そのとき脳は？』、講談社、一九八七年

・『ストレス科学事典』、日本ストレス学会／財団法人パブリックヘルスリサーチセンター監修、実務教育出版、二〇一一年

・河野友信、石川俊男編『ストレスの事典』、朝倉書店、二〇〇五年

・小野武年『脳と情動―ニューロンから行動まで―』、朝倉書店、二〇一二年

・Tanaka M: Emotional stress and characteristics of brain noradrenaline release in the rat. Industrial Health, 37: 143-156, 1999

・Tanaka M, Yoshida M, Emoto H, Ishii H: Noradrenaline systems in the hypothalamus, amygdala and locus coeruleus are involved in the provocation of anxiety: basic studies. European Journal of Pharmacology, 405: 397-406, 2000

逃走（flight）　37
同調因子　161
動物のストレス　24
動物倫理　15
トリアディック・デザイン（Triadic design）
　113・114・180

【な行】
内側前頭前野　147
内部環境　32・34
内部環境の状況　174
内分泌系　42・72・175
鳴き声　193・194
入眠障害　201
ニューロン　50・70
認知　19・26・204
脳　26
脳幹　41
脳幹・脊髄系　41
脳幹網様体　173
脳室内投与　151
脳内マイクロダイアリシス法（脳内透析灌流法）
　60・75
脳の方向性　210
脳波　14
ノルアドレナリン　38
ノルアドレナリン神経　54
ノルアドレナリン神経活動　58・62
ノルアドレナリン放出　101・102・117
　122・124・189
ノルアドレナリン放出の亢進　185

【は行】
配偶者の死　20・22
ハウザー　93
箸に噛みつく　167
破綻状態　139
発散　166・170・172・178
パレ　93
反射活動　41
反ショック相　31
汎適応症候群　30
半透膜　60
反復するストレス　131
非活動期　158・160・163・164
ひきがね機構　154
歪み　17
脾臓の萎縮　100・160
疲はい期　31・32・103・136
疲はい状態　99
疲弊　141
不安　46・72・82・89・173・186・191
　193
不安の緩和　187
不快　46
不快な情動　91
部下ラット　114・116・118
副交感神経系　43
副腎　107
副腎重量の増加　164
副腎の肥大　68・159
副腎皮質刺激ホルモン　67
副腎皮質の肥大　67・100
副腎皮質ホルモン　26・67・74・100・126
　150・152・169・185・187
副腎皮質ホルモン含量　125
副腎皮質ホルモン量の増加　68
腹内側核　44・202
物理的要因　85
不眠　201
フルマゼニル　192・194
プローブ　60・75・152
分業体制（機能局在性）　47・48
ベルナール，クロード　29・32
ベンゾジアゼピン受容体　192・194
扁桃体　44・46・69・72・82・84・87
　102・117・118・122・124・128
　152・154・173・174・185・186
　188
放出　52・55・58
ホームズ　19・23
保持　46
ホメオスタシス（恒常性の維持）　33・34
ホルモン　43
本能　44
本能行動　44

【ま行】
マイクロダイアリシス法　61・77・87・147
　170・192
満腹感　202
満腹中枢　44・202
見方を変える　198・204・206
明暗周期　161
明期　158・161・162
網様体　43
網様体賦活系　43
モルヒネ　186

【や・ら・わ行】
夜間期　98
ユーストレス（eustress 快ストレス）　204
　207
予測性　180
リズム　157
リンパ節　67
リンパ節の萎縮　67・68
レイ　19・23
連合野　48
連続ストレス　146

ジアゼパム　191・194
ジェットラグ　157
軸索　50
自己催眠法　213
時差ぼけ　157
視床　41・69・72
視床下部　41・43・44・46・69・72・82・84・87・102・117・118・122・124・128・151・154・175・186・188
視床下部—下垂体—副腎皮質系　151
視床下部の外側部　202
ジストレス（distress 不快ストレス）　204・207
姿勢保持反射　42
シナプス　52・58
シナプス間隙　52
シナプス小胞　54
社会再適応評価尺度　19
自由摂食　96・110
十二指腸潰瘍　68
樹状突起　50
受容体　52・55
上級管理職　121
焦燥　191
情動　26・39・46・176・186・193
情動記憶　86
情動—交感神経系学説　39
情動行動　44
情動の発現　173
情動反応　81・195
小脳　49
情報図式　174・176
食欲　44・202
ショック相　30
自律訓練法　213
自律神経系　25・42・72・175
自律神経系による調節　42
神経インパルス　51・52・55
神経回路網　178
神経細胞　50
神経終末部　52
神経衝撃　51
神経伝達物質　16・53・62
神経突起　50
神経—内分泌—免疫連関　155
信号を伝える　50
身体的要因　85
新皮質　47
心理的ストレス　66・82・84・86・195
心理的ストレス負荷　187
心理的要因　85
随意運動　48
水浸拘束ストレス　65
睡眠要求　201
ストレス　17・18・25・30
ストレス・マネジメント　197・198・212
ストレス解消　206
ストレス科学　11
ストレス研究　29
ストレスチェック　13
ストレスチェック制度　1
ストレスに気づく　197
ストレスのないストレス反応　91
ストレスのひきがね機構　150
ストレスを測る　15
ストレッサー　18・25
生活場面を切りかえる　207・211・212
制限給餌　96・98・105・110
青斑核　69・70・82・87・152・154・185・186
生物学的ストレス　17
生命維持　41
性欲　44・46
脊髄　41
脊髄反射　42
セリエ，ハンス　17・29
全身適応症候群　29・30・32・136
前部視床下部　152
創造行為　47
早朝覚醒　201
測定感度　62
側頭葉　173

【た行】

代謝　55・58
代謝産物　55
体重減少　134
体重増加　134
対処　13・19
対処行動　72
大脳基底核　49
大脳皮質　49・69・72
大脳皮質の働き　47
大脳辺縁系　44・72
脱糞　193・194
短時間のストレス負荷　144
中隔　44
昼間期　98
中途覚醒　201
中脳　41・69・72
昼夜交代勤務　157
調節機構　139・140
調節作用　41・42
抵抗期　31
適応行動　47
テクノストレス　11
電撃　114
電撃ストレス　64・73・82・84
伝達　51・52・54
伝導　51・52
闘争（fight）　37

さくいん

【アルファベット】
ACTH　68
ACTH放出ホルモン　150
COMT　55
CRH　68・150・153・154
CRH受容体　153
CTスキャン（コンピューター断層撮影）　14
MAO　55
MHPG-SO_4　58
MHPG-SO_4含量　69・71
MRI（核磁気共鳴断層撮影）　14
PET（陽電子放出断層撮影）　14
α-hCRH　153・154
α-helical CRH 9-41　153

【あ行】
アドレナリン　35・37・38
アルコール　183・185
暗期　159・161・162
胃潰瘍　67・68・100・106・181
胃潰瘍の発生　100・159
怒り　46・175・176・178
怒りの表出　167・169
痛み　73
一次中枢　202
一連のストレス反応　149
一分間拘束ストレス　145
一分間ストレス　146
胃粘膜損傷　66
飲酒量　184
運動神経　48
運動の調節　49
運動皮質　174
エーテルストレス　65
エサの摂取量　97・98
エンケファリン類　190
エンドルフィン類　190
円盤　114

【か行】
快　46
解雇　22
外側視床下部　44
回転籠つきケージ　93・95・98・104
回転籠の回転数　97
海馬　44・46・69・72・173
外部環境　32
外部環境の状況　174
回復　109・129
覚醒水準　26・72
画像診断法　14
活動期　158・160・163・164
活動性ストレス　93・96・98・100・103
107・109・111
加齢　124・139・141
過労死　102・108・111
過労死の予防　107
感覚　48
管理職　114
管理職ラット　114・116・118
灌流　61
灌流液　75
寒冷ストレス　65
喜悦　46
記憶　46・72
拮抗　194
拮抗薬　153・192
基底外側核　170
キャノン，ウォルター　17・29・38
キャノンの緊急反応　35
橋・延髄　41・69・72
強制走行ストレス　65
強制遊泳ストレス　65
胸腺　67・106
胸腺重量の減少　164
胸腺の萎縮　67・68・100・159
恐怖　46・72・82・89・173・186・193
恐怖条件づけ　86・88・90
恐怖条件づけストレス　66・87・208
キラー・セル　26
緊急反応　38
緊張　191
空腹中枢　44・202
クラスター　70
警告反応　30
結婚　20
交感神経系　43
抗ストレス作用　187・189・191
合成　58・71
拘束ストレス　64・69・167
抗不安作用　189
抗不安薬　186・189・190
高齢　124
高齢ラット　125・126・131
コミュニケーション箱　80
コルチコステロン　68
コルチコトロピン放出ホルモン　68
コルチゾール（副腎皮質ホルモン）　15・68
コントロール可能性　113
コントロール手段　112

【さ行】
再現性　62
再生　46
再適応　20
再取り込み　55
細胞体　50・70

|著　者|田中 正敏
1940年、福岡市生まれ。九州大学医学部卒業。76年久留米大学助教授、同年オランダのユトレヒト大学医学部ルドルフ・マグヌス薬理学研究所に留学。86年久留米大学医学部薬理学教授、2002年、久留米大学医学部長となり、06年に退職。現在、久留米大学名誉教授。堀川病院（久留米市）に勤務。日本ストレス学会名誉会員、日本薬理学会名誉会員、日本神経精神薬理学会名誉会員をはじめ、日本心身医学会、日本神経化学会など各学会の功労会員、日本脳科学会理事を務める。05年から6年間福岡県公安委員会委員。『ストレス　そのとき脳は？』『新版　超図解　薬はなぜ効くか』（ともに講談社）、『睡眠薬　快適睡眠のための安全で効果的な飲み方』（保健同人社）など医学、薬理学、ストレス科学に関する著書多数。その他に『オランダ留学四苦八喜』（オフィスK）。

ストレスの脳科学《のうかがく》　予防《よぼう》のヒントが見《み》えてくる

2017年9月26日　第1刷発行

著　者　田中《たなか》 正敏《まさとし》
発行者　鈴木 哲
発行所　株式会社講談社
東京都文京区音羽二丁目 12－21　郵便番号 112－8001
電話番号　編集　03－5395－3560
販売　03－5395－4415
業務　03－5395－3615

装　幀　山原 望
図版作成　さくら工芸社
印刷所　慶昌堂印刷株式会社
製本所　株式会社国宝社

ISBN978-4-06-220768-3
N. D. C. 498.39　223p　19cm